ROSWITHA SCHOLLER

WECHSELHAFT

ROSWITHA SCHOLLER

WECHSELHAFT

Prä- und Perimenopause: Informiert und kraftvoll in die Wechseljahre

maudrich

In diesem Buch wird das generische Femininum verwendet.

Bibliografische Information der Deutschen Nationalbibliothek
Die Deutsche Nationalbibliothek verzeichnet diese Publikation in der Deutschen Nationalbibliografie; detaillierte bibliografische Daten sind im Internet über http://dnb.d-nb.de abrufbar.

Lektorat: Katharina Schindl, Wien
Typografie und Satz: Florian Spielauer, Wien
Umschlagbild: © BNP Design Studio, stock.adobe.com
Bildnachweis:
Abbildungen: Klara Schweifer
Abbildung S. 80: Österreichische Gesundheitskasse
Fotos: Roswitha Scholler
Fotos S. 134, 136: Adobe Stock
Druck: finidr
Printed in the EU
ISBN 978-3-99002-173-6
E-ISBN 978-3-99111-865-7

Inhalt

VORWORT

Die Wechseljahre – ein Thema, das gerne weggewischt wird mit: „Ich habe meine Periode noch!" Viele Frauen denken, es gehe sie daher nichts an. Außerdem haben sie keine Hitzewallungen und ihr Schlaf ist ruhig. Kurzum: Sie fühlen sich meilenweit von den Wechseljahren entfernt.

Genau dieser Irrglaube und das Stigma „Das ist doch nur was für alte Weiber" unterstreichen, warum das Thema Wechseljahre noch immer als unsexy gilt und viel zu selten besprochen wird.

Aber wen betreffen nun die Wechseljahre? Die Reise beginnt in der Regel um die 38. Ich empfinde sie als eine Art Pubertät 2.0, in vier Phasen unterteilt: Prämenopause, Perimenopause, Menopause und Postmenopause. Jede Phase birgt ihre eigene Dynamik und ihre Herausforderungen, oft unbemerkt oder missverstanden, getarnt hinter Symptomen, die wir nicht sofort den Wechseljahren zuschreiben.

Das Schöne an den Wechseljahren? Viele Frauen nehmen sich endlich wieder Zeit für sich. Prioritäten verschieben sich und man stellt sich selbst an die erste Stelle. Diese Zeit ist eine Chance, sich besser kennenzulernen und zu erfahren, was Selbstfürsorge wirklich bedeutet.

Was hilft in den Wechseljahren?

Wissen – denn jede Frau erlebt diese Phase ganz individuell. Viele Ärztinnen bieten leider (durch ihr Unwissen) noch viel zu wenig Hilfe. Aber es gibt sie, die Expertinnen, und es gibt tolle Literatur – wie dieses Buch, das du gerade in Händen hältst.

Aufklärung – noch hinken wir dem Thema hinterher. Aber immer mehr Plattformen, Bücher und Podcasts widmen sich den Wechseljahren. Keine der rund 1,3 Millionen Frauen in Österreich und 9 Millionen Frauen in Deutschland ist alleine.

Austausch – Ganz egal, ob du zu dem Drittel der Frauen gehörst, die von den Wechseljahren gar nichts spürt, zu dem Drittel, die „so lala" durch die Wechseljahre kommen, oder ob du dem Drittel angehörst, das wirklich leidet und scheinbar verzweifelt: Es gibt Hilfe, es gibt Möglichkeiten und Perspektiven. Rede darüber!

Wenn wir wissen, womit wir es zu tun haben und gut informiert in diese spannende Phase unseres Lebens starten, bin ich überzeugt: Die Wechseljahre sind eine Chance und kein Problem! Bist du dafür bereit?

Herzliche Grüße
Daniela Ullrich, Host von MENOMIO – Der Podcast für glückliche Wechseljahre

1 EINFÜHRUNG

Willkommen, ich freue mich, dass du mein Buch in deinen Händen hältst! Ich erlaube mir, dich zu duzen, und bedanke mich gleich vorweg für dein Einverständnis.

Du hast das Buch vermutlich in die Hand genommen, weil du das Gefühl hast, noch nicht genug über die Wechseljahre zu wissen, und weil du neugierig bist. Das finde ich großartig! Schließlich reden nicht viele Frauen über die Veränderungen in der Lebensmitte. Der Begriff „Wechseljahre" hat für sehr viele Frauen nach wie vor den bitteren Beigeschmack, alt zu werden und nicht mehr begehrt zu sein. Umso mehr freut es mich, dass du dich dem Thema öffnest.

Wie kam es zu diesem Buch?

Als ich mit Anfang vierzig ein vermehrtes Brustspannen bemerkte, fragte ich meinen damaligen Gynäkologen, ob es mit den Wechseljahren in Zusammenhang stehen könnte. Er meinte: „Die Wechseljahre beginnen erst mit Ende vierzig." Somit war das Thema für mich fürs Erste vom Tisch. Andere Symptome wie Schlaflosigkeit, gehäufte schlechte Laune oder Morgensteifigkeit gesellten sich gelegentlich dazu.

Ähnlich wie mir ergeht es vielen Frauen. Es fehlt an Aufklärung. Selbst im Medizinstudium wird wenig über die Wechseljahre gelehrt. Somit denken auch viele Ärztinnen nicht an die Hormonumstellung, wenn eine Frau Ende dreißig bis Mitte vierzig mit Beschwerden in die Praxis kommt.

Als ich im Alter von 46 Jahren an einer Fortbildung für Diätologinnen zum Thema Wechseljahre teilnahm, wurden mir die Augen geöffnet. Durch einen glücklichen Zufall entstand gemeinsam mit dem facultas-Verlag die Idee zu diesem Buch. Wir möchten vor allem Frauen erreichen, die sich entweder am Anfang der Wechseljahre befinden oder sich noch nicht in den Wechseljahren sehen. Zweiteres betrifft den Großteil der Frauen Mitte vierzig und deutlich darüber hinaus. Aus diesem Grund haben wir den Untertitel „Informiert und kraftvoll ***in die Wechseljahre***" gewählt, wobei wir uns bewusst sind, dass du dich möglicherweise schon in der Perimenopause befindest.

In meinem Buch geht es nicht um die Linderung von Wechseljahressymptomen – dazu gibt es bereits ausreichend Literatur. Es ist mir vielmehr ein Anliegen, dich darüber zu informieren, was in deinem Körper passiert und wie du die wechselhafte Zeit mit Ernährung, Bewegung und Selfcare unterstützen kannst. Die Inhalte, die ich im Buch wiedergebe, entstammen einerseits Fortbildungen, Büchern, Studien, Podcasts und Gesprächen mit Expertinnen und andererseits Erlebnissen aus meinem Beratungsalltag als Diätologin und persönlichen Erfahrungen.

Die Idee für den Titel „Wechselhaft" wurde auf der Fahrt in den Schiurlaub bei April-Wetter geboren. Denn die Gemütszustände und Beschwerden der Frauen in den Wechseljahren können genauso wechselhaft sein wie das Wetter. Manchmal passiert es völlig unvorhergesehen von einem Moment auf den anderen. Frauen mit starken Symptomen erleben die Wechseljahre möglicherweise sogar wie eine Haft, sie fühlen sich eingesperrt und ausgeliefert, ohne eine Möglichkeit zu sehen, etwas daran zu ändern.

Fakt ist, jede Frau kommt irgendwann in die Wechseljahre – die Quote liegt bei 100 %. Je mehr du über die Wechseljahre, die damit einhergehende Hormonumstellung sowie mögliche Symptome weißt, desto entspannter und selbstbestimmter wirst du diese wechselhafte Reise meistern.

2 FRAU SEIN – HORMONE UND ZYKLUS

2.1 Die weiblichen Hormone und ihre Bedeutung

Damit du die Wechseljahre besser verstehen und etwaige Beschwerden zuordnen kannst, möchte ich dir zu Beginn die Geschlechtshormone der Frau sowie den weiblichen Zyklus näherbringen.

Unsere Hormone haben in unserem Leben ein bedeutendes Wörtchen mitzureden – meistens sind wir uns dessen gar nicht bewusst. Sie entscheiden mit, wie wir uns fühlen. Sie steuern unseren Stoffwechsel und unsere Fortpflanzung, sie beeinflussen unseren Hunger und vieles mehr.

Bei Frauen nehmen drei Hormone die Hauptrolle ein: das Östrogen, das Progesteron und das Testosteron. Wie stark der Einfluss dieser Geschlechtshormone ist, merken wir vor allem daran, wie sehr sich unser Körper im Alter von zehn bis fünfzehn Jahren verändert. Diese drei Hormone sind für unsere Kurven, unseren Zyklus und unser Interesse für das andere oder das gleiche Geschlecht zuständig. Sie beeinflussen unsere Stimmung und unseren Schlaf. Sie haben jeweils bestimmte Aufgaben und auch Stärken und Schwächen. Darf ich vorstellen?

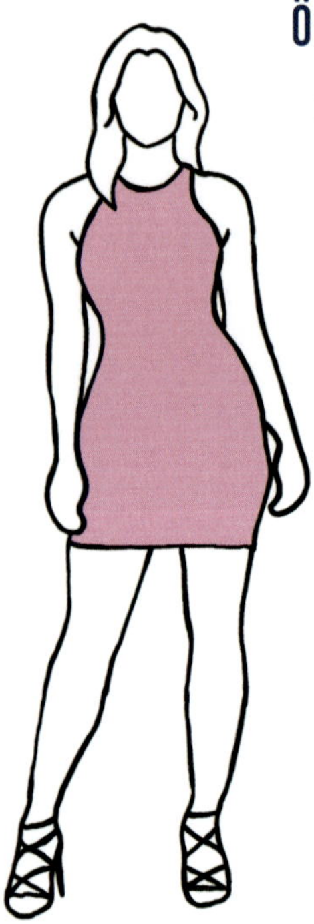

Östrogen

Das Östrogen gilt als das Hormon der Weiblichkeit. Mit dem Einsetzen der Pubertät beginnt der weibliche Körper, größere Mengen Östrogen herzustellen. Östrogen beeinflusst nicht nur körperliche Funktionen, sondern auch die emotionale Ebene. Ist der Östrogenspiegel hoch, achten viele Frauen besonders auf ihr Äußeres. Östrogen trägt auch zum Bedürfnis nach Familie und Harmonie bei. Nicht selten laufen wir dabei Gefahr, unsere eigenen Bedürfnisse zum Wohle der anderen hintanzustellen. Neben den Hormonen spielen hierbei allerdings auch die Glaubenssätze und das Vorleben innerhalb der Familie eine entscheidende Rolle.

Der Östrogenspiegel ist vor dem Eisprung am höchsten, also zur Zeit der Fruchtbarkeit.

Lange hat man gedacht, dass Östrogene nur für die Fortpflanzung wichtig sind. Tatsächlich ist Östrogen ein richtiger Tausendsassa. Östrogenrezeptoren (das sind die Andockstellen an den Zellen, in die Östrogene passen wie ein Schlüssel ins Schloss) sitzen fast überall im Körper, daher wirkt es an sehr vielen verschiedenen Stellen.

Das sind die Aufgaben von Östrogen in unserem Körper:

- In der Pubertät veranlasst es das Wachstum der weiblichen Geschlechtsorgane.
- Es sorgt für die typische Fettverteilung bei Frauen – also die weiblichen Kurven und die Brustentwicklung.
- Es fördert das Wachstum der Gebärmutterschleimhaut in der ersten Zyklushälfte, damit sich eine befruchtete Eizelle einnisten kann.
- Es bestimmt den Wassergehalt im Gewebe. Ausreichend Östrogen unterstützt die vaginale Feuchtigkeit, die Blase und das Hautbild.

- Viel Östrogen im Körper (vor dem Eisprung) kann zu Brustspannen führen.
- Es sorgt durch den Kollagenaufbau in der Haut und im Bindegewebe für straffe Haut und geschmeidige Gelenke.
- Es leistet Aufbauarbeit am Knochen, indem es die sogenannten Osteoblasten (= „Knochenbauer“) fördert und die Osteoklasten (= „Knochenabreißer“) in Zaum hält.
- Es verbessert die Konzentrations- und Merkfähigkeit.
- Es stellt die Gefäße weit und sorgt für eine bessere Durchblutung. Dadurch schützt es vor Bluthochdruck und Arteriosklerose (Arterienverkalkung).
- Es beauftragt die Leber, mehr vom guten und weniger vom schlechten Cholesterin herzustellen. (Daher haben Frauen bis zu den Wechseljahren weniger mit Herz-Kreislauf-Problemen zu tun als Männer, wobei natürlich auch der Lebensstil eine entscheidende Rolle spielt.)

Du siehst, dass Östrogen für sehr viele verschiedene Bereiche zuständig ist.

Östrogen wird vorwiegend in den Eierstöcken gebildet, ein kleiner Teil auch im Fettgewebe.

Es gibt drei Arten von Östrogen:

- Östradiol (auch 17-β-Östradiol oder E2 genannt): Es ist die wirksamste Substanz und wird von den Eierstöcken gebildet. Diese Form wird für den Hormonstatus im Blut der Frau bestimmt und ist die Hauptkomponente beim körperidentischen Hormonersatz (dazu komme ich später).
- Östron: wirkt schwächer als Östradiol und wird in den Eierstöcken sowie im Fettgewebe gebildet.
- Östriol: ist die schwächste Form von Östrogen. Östriol ist wichtig für die Funktion aller Schleimhäute und Gelenke. Es kommt vorwiegend in vaginalen Cremes im Zusammenhang mit Hormonersatztherapie vor.

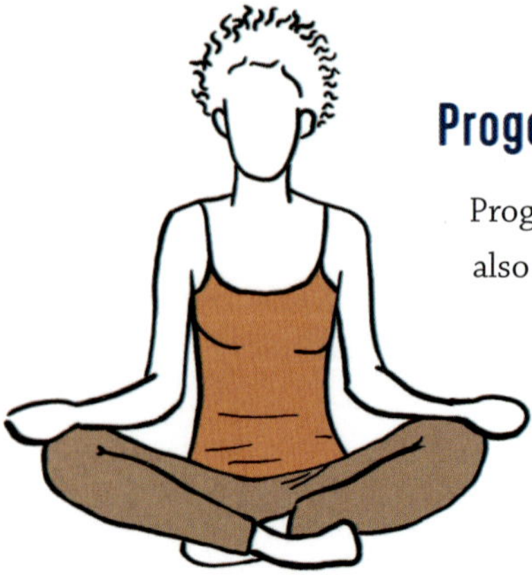

Progesteron

Progesteron ist das führende Hormon der zweiten Zyklushälfte, also der Zeit nach dem Eisprung. Es wandelt die durch Östrogene vorbereitete Gebärmutterschleimhaut so um, dass sich eine befruchtete Eizelle dort einnisten kann. Wenn das passiert, sorgt das Progesteron dafür, dass die Schwangerschaft aufrechterhalten wird. Kommt es nicht zu einer Schwangerschaft, sinkt der Progesteronspiegel am Ende des Zyklus wieder ab und die Monatsblutung setzt ein.

Gebildet wird das Hormon vom Gelbkörper nach dem Eisprung – daher wird Progesteron manchmal auch als Gelbkörperhormon bezeichnet.

Eine besondere Wirkung hat Progesteron auf unser Gehirn. Es sorgt für Entspannung und einen guten Schlaf und wird daher auch als „Chill-Hormon" bezeichnet. Es bringt die manchmal dringend benötigte Gelassenheit für den Alltag.

Wie Östrogen erfüllt auch Progesteron mehrere Funktionen. Neben den zuvor genannten Aufgaben sind das folgende:

- Es entwässert den Körper und entlastet damit nach dem Eisprung eventuell schmerzende Brüste.
- Wenn es an den Cortisol-Rezeptor andockt, kann das Stresshormon Cortisol das nicht mehr tun. Daher hat es eine entspannende Wirkung.
- Es unterstützt unseren Schlaf, vor allem in der zweiten Nachthälfte.

Im Zusammenhang mit den Wechseljahren machen sich die ersten Symptome durch fehlendes Progesteron bemerkbar.

Testosteron

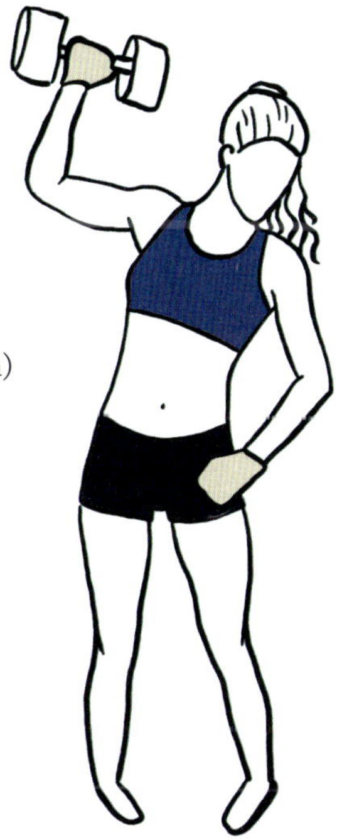

Das dritte Hormon im Bunde ist das Testosteron. Richtig gelesen – auch wir Frauen bilden Testosteron, natürlich in deutlich geringeren Mengen als Männer. Produziert wird Testosteron gemeinsam mit Östrogen im Eierstock (Testosteron außerdem auch in den Nebennieren) und schwingt im Zyklus mit den Schwankungen des Östrogens mit.

Testosteron erfüllt im Körper der Frau ähnliche Funktionen wie beim Mann: Es hilft Muskeln aufzubauen und den Stoffwechsel zu verbessern. Es sorgt für Energie, Entscheidungsfreudigkeit und Libido. Da es mit dem Östrogen mitschwingt, steigt es um den Eisprung herum an. So hilft es mit, dass zum Zeitpunkt des Eisprungs die Lust auf Sex steigt. Zu diesem Zeitpunkt sind wir häufig gerne unterwegs, gesellig und finden andere Menschen interessanter als sonst.

FSH und LH

Im Hintergrund arbeiten zwei weitere Hormone, das follikelstimulierende Hormon (FSH) und das luteinisierende Hormon (LH), welche vom Hypothalamus (der Hirnanhangsdrüse) gebildet und auch gesteuert werden. Der Hypothalamus ist quasi die Kommandozentrale und die Hormone FSH und LH sind die Auftraggeber für die Hormondrüsen.

Vor allem das FSH spielt bei der Produktion von Östrogen in den Eierstöcken eine wichtige Rolle. Ist aufgrund der Hormonumstellung in den Wechseljahren weniger Östrogen als üblich im Blut vorhanden, wird mehr FSH ausgeschüttet, um die Eierstöcke zur Östrogenproduktion anzuregen – nach dem Motto: „Da geht noch was."

Vereinfacht dargestellt kann man sich die beiden Hormone wie eine Zentralheizung vorstellen. Ist die Soll-Temperatur im Raum erreicht, wird die Heizung zurückgefahren. Kühlt es wieder ab, springt die Heizung wieder an.

FSH ist ein Indikator bei der Hormonbestimmung für Frauen zwischen 40 und 45, wenn Beschwerden auftreten.

2.2 Der Zyklus der Frau im Überblick

Du hast nun die weiblichen Geschlechtshormone näher kennengelernt. Die allermeisten Frauen sind ab der Pubertät einem monatlichen Zyklus unterworfen, welcher für Veränderungen im Körper und auch für ein Wechselbad von Gefühlen mitverantwortlich ist.

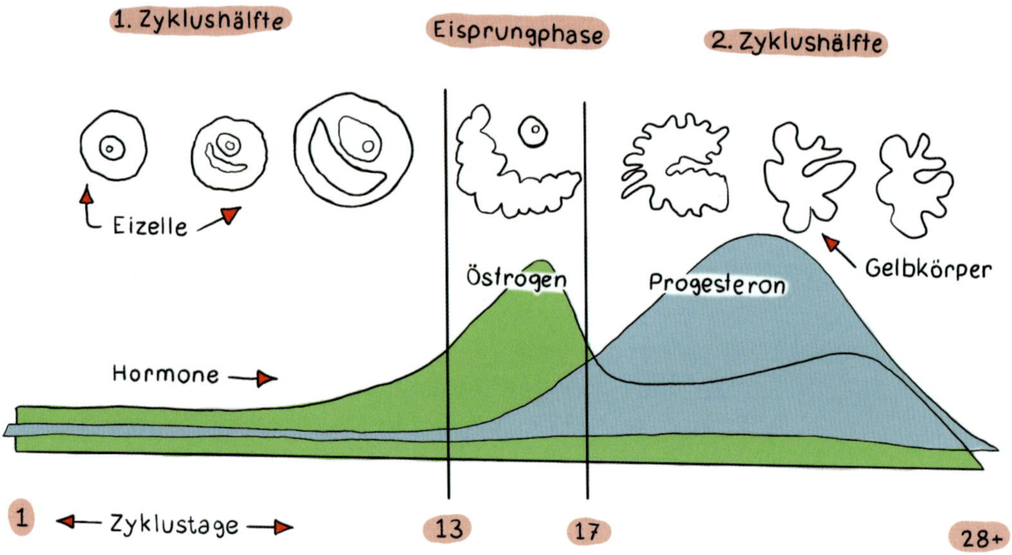

Der durchschnittliche Zyklus einer Frau dauert zwischen 23 und 35 Tagen und beginnt mit dem Einsetzen der Regelblutung. Zu Beginn der ersten Zyklushälfte wachsen und entwickeln sich im Eierstock die Follikel unter dem Einfluss von FSH, welche gleichzeitig Östrogen produzieren. Der Östrogenspiegel erreicht während des Eisprungs seinen Höhepunkt und fällt dann wieder ab. Nach dem Eisprung wird das reife Ei auf die Reise geschickt, es ist bereit, befruchtet zu werden. Im Eierstock verbleibt die leere Hülle des geplatzten Follikels, bekannt als Gelbkörper. Dieser produziert das Progesteron, welches in der zweiten Zyklushälfte im Blut dominiert. Progesteron bereitet die Gebärmutterschleimhaut auf die Einnistung eines befruchteten Eies vor. Tritt keine Schwangerschaft ein, sinkt der Hormonspiegel gegen Ende des Zyklus wieder ab und mit dem Einsetzen der nächsten Regelblutung beginnt der Zyklus von Neuem.

Die vier Zyklusphasen angelehnt an die Jahreszeiten

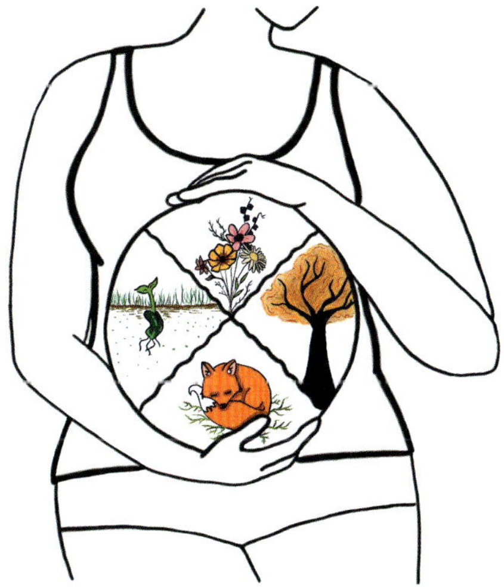

Ergänzend zur medizinischen Fassung möchte ich dir den Zyklus angelehnt an die vier Jahreszeiten vorstellen. Ich persönlich mag diese Fassung sehr, sie wiederholt die Beschreibung der Hormone von oben, allerdings in einer anderen Veranschaulichung. Der monatliche Zyklus wird in die vier Jahreszeiten aufgeteilt. Jede Jahreszeit weist verschiedene Charakteristika auf. Da du möglicherweise noch einen regelmäßigen Zyklus hast, kann diese Darstellung eine Bereicherung für dich sein.

Die erste Zyklusphase – der Winter

Diese Phase beginnt mit dem ersten Tag der Menstruation. Im Winter ist es in der Regel kalt draußen. Wir sind gerne zu Hause, kuscheln uns mit einer Tasse Tee in eine warme Decke und machen es uns gemütlich.

Viele Frauen sehnen sich in den ersten Zyklustagen nach Ruhe und Rückzug. Es ist die Phase, in der sie Zeit für sich selbst brauchen und in der auch die weibliche Intuition besonders stark ausgeprägt ist.

Die zweite Zyklusphase – der Frühling

Der Östrogenspiegel steigt deutlich an und mit ihm die Lust, unter Menschen zu gehen. Im Frühling kommt die Natur wieder zu Kräften, es beginnt zu grünen und zu blühen, Insekten schwirren aus und Zugvögel kommen aus ihren Winterquartieren zurück.

In dieser Zyklusphase kommt bei uns Frauen die Energie zurück, die Stimmung steigt und wir fühlen uns wieder wohl in unserem Körper. Neue Ideen entstehen. Diese Zeit eignet sich gut, um neue Projekte und Aufgaben anzugehen. To-do-Listen werden mit Elan und Leichtigkeit abgearbeitet, was im Winter unvorstellbar gewesen wäre. Der Frühling eignet sich auch gut, um neue soziale Kontakte zu knüpfen. Körperliche Arbeiten und Sport fallen uns ebenfalls deutlich leichter als im Winter.

Die dritte Zyklusphase – der Sommer

In dieser Zeit findet der Eisprung statt, auch der Testosteronspiegel ist hoch. Die Frau steht nun in ihrer vollen Kraft, fühlt sich wohl und strahlt das auch aus. Sie fühlt sich stark, selbstsicher und begehrenswert. Viele machen sich gerade in dieser Phase besonders hübsch und sind in Flirt-Laune, die Lust auf Sex erreicht ihren Höhepunkt – biologisch gesehen ist das logisch.

Der hohe Östrogenspiegel sorgt gleichzeitig dafür, dass viele Frauen in dieser Zeit gerne für andere da sind. Sie umsorgen mit Freude die Menschen in ihrem Umfeld und es ist ihnen wichtig, dass es ihren Lieben gut geht. Es kann aber auch leicht passieren, dass sie „Ja" sagen, aber „Nein" meinen.

Diese Zeit ist für viele Frauen die Lieblings-Zyklus-Phase, weil vieles leicht von der Hand geht und rund läuft.

Die vierte Zyklusphase – der Herbst

Der zyklische Herbst beginnt einige Tage nach dem Eisprung und dauert bis zum Beginn der Menstruation.

In der Natur wird im Herbst geerntet, Blätter verfärben sich, Tiere kümmern sich um ihr Winterquartier und bauen Winterspeck auf, manche Vögel ziehen in den Süden. Die Tage werden kürzer, die Nächte kühler.

Diese Phase erleben manche Frauen – speziell jene, die unter starkem PMS (prämenstruelles Syndrom) leiden – emotional als schwierig und sie kann von Unruhe und unangenehmen Emotionen begleitet sein. Nichts kann man ihnen recht machen, sie sind unzufrieden oder nahe am Wasser gebaut. Vieles wird kritisch hinterfragt. Das Umfeld braucht zu dieser Zeit mitunter eine dicke Haut und Verständnis. Die Arbeiten gehen nicht mehr so leicht von der Hand wie im Sommer. Das Verlangen nach sozialen Kontakten sinkt, ein verregneter Tag bei einer Tasse Tee ist auch mal willkommen.

Gleichzeitig sind viele Frauen gerade in dieser Phase sehr kreativ und wollen den eigenen Bedürfnissen wieder mehr Platz einräumen. Sie können ihre eigenen Grenzen und Wünsche besser wahrnehmen. Sie sind mehr bei sich und klarer in der Kommunikation.

Die Wechseljahre mit ihren Hormonveränderungen werden dem zyklischen Herbst zugeordnet. Das heißt, wir befinden uns hormonell gesehen immer öfter im Herbst. Das mag auf den ersten Blick nicht sehr einladend aussehen, es hat aber durchaus auch Vorteile, über die du weiter hinten in diesem Buch noch mehr erfährst.

Ein Zyklustagebuch kann helfen

Wenn du noch regelmäßig deinen Zyklus hast und tiefer in diese Materie eintauchen möchtest, kann ich dir sehr empfehlen, ein Zyklustagebuch zu führen. Ich empfehle dir die Aufzeichnung in einem Heft oder am Computer. Es reichen Stichworte: Wie geht es dir körperlich? Wie ist dein Energielevel und wie deine Stimmung? Wie geht es dir beim Sport, wenn du aktiv bist?

Da das Heranreifen eines Follikels ca. 100 Tage dauert, empfehle ich dir, mindestens drei Monate mitzuschreiben, um Schlüsse aus deinen Aufzeichnungen ziehen zu können. So gewinnst du einen guten Überblick über deine Emotionen und Energie innerhalb deines Zyklus und kannst vielleicht ein Stück weit deinen Alltag danach planen – wann du dich am besten mit Freundinnen triffst, wann du einen romantischen Abend oder ein Date planst, wann du die Fenster putzt oder dir bewusst eine Auszeit gönnst.

Mir ist klar, dass ein Leben nach dem monatlichen Zyklus nicht immer und nicht für alle möglich ist – bei manchen Angelegenheiten ist es vielleicht dennoch einen Versuch wert. In jedem Fall ist es eine Möglichkeit, dich besser kennenzulernen und zu sehen, wann du wie „tickst".

Zu diesem Thema kann ich dir den Podcast von Stefanie Bartl und Katharina Kühtreiber mit dem Thema „Hormone zum Frühstück“ empfehlen. In der fünften Folge gehen die beiden sehr persönlich auf die weiblichen Zyklusphasen ein.

3 DIE WECHSELJAHRE VERSTEHEN

Viele Menschen sind der Meinung, die Wechseljahre beginnen Ende vierzig. Sie werden mit Symptomen wie Hitzewallungen, Schweißausbrüchen und Stimmungsschwankungen in Verbindung gebracht sowie mit der letzten Monatsblutung. Das ist jedoch zu kurz gegriffen! Die Wechseljahre sind – genauso wie die Pubertät – ein mehrjähriger Prozess. Sie werden in vier Phasen unterteilt.

3.1 Die vier Phasen der Wechseljahre

Prämenopause

„Prä“ (lateinisch) bedeutet „vor“, die Prämenopause ist also die Zeit vor den Wechseljahren. In diesem Zeitraum beginnen die ersten hormonellen Veränderungen.

Schon bei unserer Geburt ist die Anzahl an Eizellen für unser gesamtes Leben festgelegt. Ab der Pubertät haben wir Frauen für gewöhnlich Monat für Monat einen Eisprung (außer während einer etwaigen Schwangerschaft). Das läuft über viele Jahre gleichmäßig ab. Ab Mitte dreißig gibt es den einen oder anderen suboptimalen Eisprung, infolgedessen können sich ab und an unregelmäßige Zyklen einschleichen. Diese wechseln mit „normalen" Phasen ab.

Bei einem suboptimalen Eisprung wird in der zweiten Zyklushälfte weniger Progesteron produziert. Dadurch entsteht ein Ungleichgewicht zwischen den Hormonen Progesteron und Östrogen, man spricht daher auch von der sogenannten relativen Östrogendominanz. Fehlt das Progesteron, kann es zu veränderten Blutungen kommen (zu kurz, zu lang, manchmal auch sehr stark oder schmerzhaft). Empfindliche Brüste, Kopfschmerzen oder gar Migräne, beeinträchtigter Schlaf und schlechte Laune kurz vor der Periode können die Folge sein. PMS kann erstmalig auftreten oder bestehende Symptome können sich verschlechtern. Es kann aber auch sein, dass du von all dem gar nichts bemerkst.

Diese erste Phase dauert meist einige Jahre und geht allmählich und ohne klare Abgrenzung in die Perimenopause über.

Perimenopause

„Peri" (lateinisch) bedeutet „um", die Perimenopause umfasst eine Phase von drei bis zehn Jahren und endet mit der letzten Blutung. Der Beginn ist meistens im Alter von Anfang bis Mitte vierzig – in einer Zeit, in der die meisten Frauen den Wechsel noch gar nicht auf dem Radar haben.

Dies ist die Zeit, in der der Hormonspiegel der Frau enormen Schwankungen unterliegen kann. Bei zwei Drittel der Frauen treten durch dieses Hormonungleichgewicht diverse Symptome auf. Unter anderem sind das Symptome, die oftmals gar nicht mit den Hormonen in Zusammenhang gebracht werden. Wenn du also über vierzig bist und dich mysteriöse Beschwerden heimsuchen (auch wenn deine Periode noch regelmäßig ist), kann das ein Zeichen für die Perimenopause sein.

Leider herrscht selbst unter den Medizinerinnen derzeit noch sehr mangelhaftes Wissen (weil die Wechseljahre nicht Teil des Studiums sind) und betroffene Frauen erleben einen langen Leidensweg.

Die Liste an möglichen Beschwerden in der Perimenopause ist lang. Dazu zählen:

- Schlafstörungen
- Ermüdung, Energielosigkeit und Erschöpfung
- Gereiztheit und schlechte Laune
- Gelenkschmerzen und/oder Morgensteifigkeit
- Migräne/Kopfschmerzen – speziell vor der Periode
- unregelmäßige Periode – zu langer oder zu kurzer Zyklus, starke Blutungen oder Zwischenblutungen
- prämenstruelles Syndrom (PMS)
- trockene Haut und trockene Schleimhäute (wie Augentrockenheit)
- Gewichtszunahme und/oder Fettzunahme – besonders am Bauch
- Brustspannen
- Hitzewallungen/Nachtschweiß
- Herzrhythmusstörungen
- keine Lust auf Intimität und Schmerzen beim Sex
- Scheidentrockenheit und juckende Vagina
- häufiger Harndrang (vor allem nachts)
- vermehrte Blasenentzündung
- Haarausfall
- „Watte im Hirn", Denk- und Merkschwierigkeiten
- Entwicklung und Verstärkung von Ängsten
- Niedergeschlagenheit, depressive Stimmung bis hin zur Depression

Zugegeben, ich war erstaunt, als ich im Rahmen einer Fortbildung zum ersten Mal die lange Liste der möglichen Auswirkungen gesehen habe. Ich möchte dich mit der Auflistung nicht verunsichern oder dir gar Angst vor den Wechseljahren machen. Im Gegenteil – ich möchte dich informieren, was Hormonschwankungen so alles bewirken können. Die möglichen Symptome sind vor allem sehr individuell. Deine Schwester, Arbeitskollegin oder Freundin kann ganz andere Beschwerden haben als du.

Dennoch kommt es nicht selten vor, dass eine Frau ab vierzig wegen Herzrhythmusstörungen oder Gelenksschmerzen ihre Ärztin aufsucht und viele Untersuchungen folgen, ohne dass man eine Ursache finden kann und ohne dass dabei jemand an die Hormone denkt. Keinesfalls soll das heißen, dass all die oben genannten Symptome ausschließlich auf die Wechseljahre zurückzuführen sind. Eine Schilddrüsenfunktionsstörung beispielsweise kann ähnliche Probleme machen. Schlafstörungen, miese Laune oder Depression können genauso mit den aktuellen Lebensumständen in Zusammenhang stehen. Die Auflistung der möglichen Symptome soll dir die Möglichkeit bieten, dass du auch an die Hormone denkst und dich damit an deine Gynäkologin oder eine kompetente Fachkraft für die Wechseljahre wenden kannst.

Abschließend möchte ich erwähnen: Es gibt für die allermeisten der Beschwerden Abhilfe. Die Aussage „Da musst du durch" ist Schnee von gestern.

Menopause und Postmenopause

Die Menopause ist die allerletzte Menstruation einer Frau (ohne Einnahme von Hormonen). Die Postmenopause beginnt, wenn die letzte Blutung ein Jahr her ist. Somit können beide erst im Nachhinein bestimmt werden.

Zusammenfassung der vier Phasen

An dieser Grafik kannst du nochmals ablesen, wie sich die Hormone im Zuge der Wechseljahre verändern. Das Progesteron fällt schon ab dem 35. Lebensjahr ab, weil zunehmend Zyklen ohne Eisprung verlaufen. Ohne Eisprung bleibt die Bildung von Progesteron in der zweiten Zyklushälfte aus. Da der Östrogenspiegel einige Zeit auf gleichem Niveau bleibt, spricht man auch von relativer Östrogendominanz. Das Verhältnis der beiden Hormone zueinander gerät aus dem Gleichgewicht. Dieses Ungleichgewicht kann dein Wohlbefinden empfindlich stören.

Ab der Perimenopause unterliegt Östrogen mitunter enormen Schwankungen. Das liegt an den Hormonen FSH und LH. Sie geben die Kommandos an die hormonproduzierenden Organe wie z. B. die Eierstöcke. Produzieren die Eierstöcke wenig Östrogen, bekommen sie vom FSH das Kommando, mehr zu produzieren, dann fährt die Produktion wieder herunter. Du erinnerst dich an die Beschreibung mit der Zentralheizung. Das Auf und Ab geht so lange, bis die Eierstöcke im wahrsten Sinne des Wortes erschöpft sind.

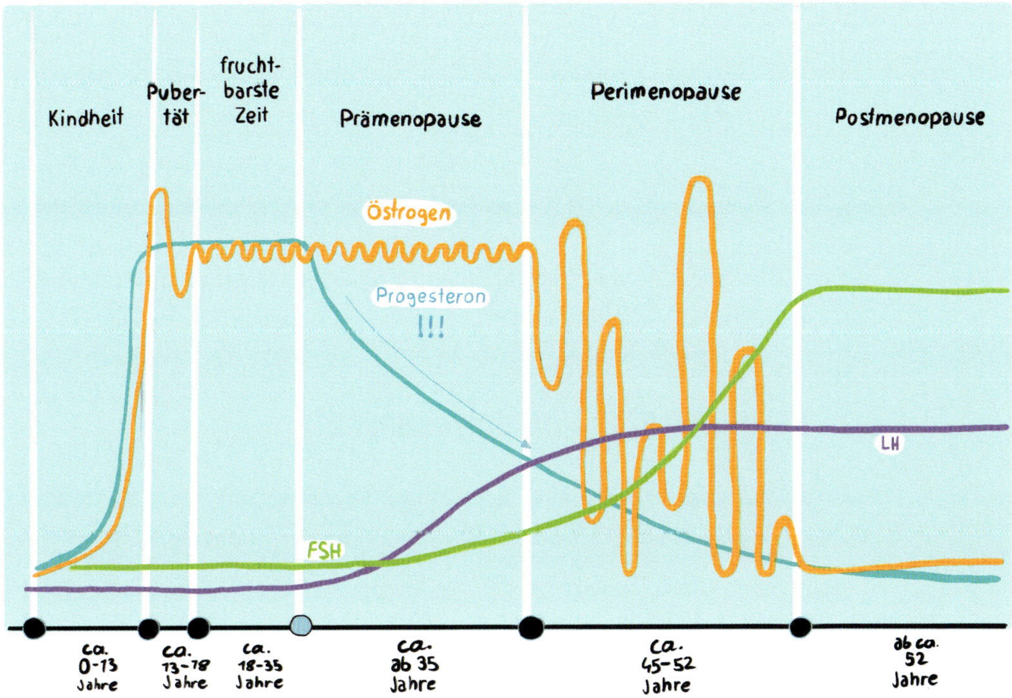

3.2 Change → Chance

Zwei Drittel der Frauen erleben Symptome in den Wechseljahren. Ich möchte dich dazu ermutigen, die Veränderungen, die passieren, nicht als lästig, sondern vielmehr als Chance zu sehen. Als Chance, dich ein Stück mehr auf dich selbst zu fokussieren und auf das, was dir guttut.

Durch die Hormonveränderungen und das Älterwerden (ich weiß, das hört sich unsexy an) kann der Körper nicht mehr so gut kompensieren wie bisher. Dein Körper oder auch deine Seele sagen dir nun lauter und deutlicher, wenn etwas in eine Schieflage geraten ist. Ganz ehrlich – braucht es nicht manchmal einen Tritt in den Hintern, um etwas zu verändern? Diesen Tritt bekommen wir Frauen häufig in den Wechseljahren verpasst.

„Nicht der Wind, sondern das Segel bestimmt die Richtung."
(Sprichwort aus China)

Bilde daher spätestens jetzt ein gutes Team mit deinem Körper und werde dir selbst zur besten Freundin. Das lohnt sich – im Idealfall hast du noch ein halbes Leben vor dir, du stehst mitten im Leben. Daher ist jetzt die perfekte Zeit, um in dich zu investieren. Mit Ernährung, Bewegung, Selfcare und/oder der Unterstützung von guten Ärztinnen und Fachkräften kannst du dich und deinen Körper gut für die Wechseljahre und die Zeit danach stärken.

3.3 Hormonstatus und Hormonersatz

Bevor ich das große Kapitel über Ernährung, Bewegung und Selfcare aufschlage, möchte ich dich noch über Hormonstatus und Hormonersatztherapie informieren.

Ein Drittel der Frauen bemerkt in den Wechseljahren keine Symptome. Ein Drittel kommt mit den Veränderungen einigermaßen gut zurecht und kann sich mit Kräutern, Phytoöstrogenen und Co Abhilfe verschaffen. Das letzte Drittel leidet wie ein Hund. Das muss nicht sein!

Wann ist ein Hormonstatus sinnvoll?

Der Hormonstatus gibt Aufschluss über die Ist-Situation. Folgende Werte können Auskunft über hormonelle Veränderungen geben: FSH, LH, Östradiol (E2), Progesteron, TSH (ein Schilddrüsenhormon), DHEA und Testosteron.

Die Normwerte unterliegen speziell bei den Geschlechtshormonen einer großen individuellen Schwankungsbreite und ändern sich auch innerhalb des Zyklus sehr stark. Der Östradiolwert liegt beispielsweise in der ersten Zyklushälfte zwischen 25 und 200 ng/Liter Blut. Jede Frau ist eben anders.

Um die Ausgangsbasis der individuellen Werte zu kennen, kann es gut sein, bereits vor den Vierzigern, wenn der Zyklus noch regelmäßig ist, von deiner Gynäkologin, die dich auch durch die Wechseljahre begleiten wird, einen Hormonstatus machen zu lassen, sofern du nicht hormonell verhütest. Somit hast du bzw. deine Ärztin in der Perimenopause einen Anhaltspunkt, wo deine Well-being-Werte waren, als dein Zyklus noch regelmäßig war. Ob ein Hormonstatus erhoben werden soll oder nicht, besprichst du am besten mit deiner Gynäkologin.

Ein Hormonstatus wird auf jeden Fall gemacht, wenn frau sich für eine Hormonersatztherapie entscheidet. Selbst wenn kein Hormonstatus aus der Prämenopause oder der Zeit davor vorliegt, kann eine Hormonersatztherapie durchgeführt werden, da vor allem anfangs ohnedies sehr engmaschig kontrolliert wird.

Was ist eine Hormonersatztherapie?

Bei einer Hormonersatztherapie (HRT) geht es in erster Linie darum, Frauen zu unterstützen, die unter starken Wechseljahressymptomen leiden. Die fehlenden Hormone werden von außen zugeführt und dadurch lassen sich die hormonell bedingten Beschwerden in vielen Fällen stark verbessern.

Leider gibt es zur Hormonersatztherapie nach wie vor sehr kontroverse Diskussionen und viel Verunsicherung. Woran liegt das? In den Neunzigerjahren war die Hormontherapie sehr populär. Damals nahmen mehr als ein Drittel der Frauen in der Postmenopause künstliche Präparate mit hormonähnlicher Wirkung, egal, ob sie Beschwerden hatten oder nicht. Die Präparate sollten vor Herzinfarkt und Osteoporose schützen und viele der behandelten Frauen fühlten sich mit der Therapie gut und konnten besser schlafen. Dann wurde die WHI-Studie (Women's Health Initiative) gestartet, an der mehr als 16.000 Frauen teilnahmen. Im Jahr 2002 wurden die Ergebnisse der ersten Studie veröffentlicht. Es stellte sich heraus, dass manche Frauen, die Hormonersatz genommen hatten, Brustkrebs und ein höheres Risiko für Schlaganfälle und Herz-Kreislauf-Erkrankungen entwickelten. Schlagartig wollte niemand mehr etwas über die Hormonersatztherapie wissen. Die Tatsache, dass die

Hormonersatztherapie für manche Frauen auch gesundheitliche Vorteile hatte, fand kaum noch Gehör. Es blieben die Skepsis und das Unbehagen Hormonen gegenüber – das gilt auch noch mehr als 20 Jahre danach.

Mittlerweile hat sich viel verändert, aber die Skepsis ist zum Teil geblieben. Das liegt unter anderem auch daran, dass das Wort „Hormone“ für verschiedene Ausgangssubstanzen verwendet wird. Bei der ursprünglichen Hormontherapie wurden Medikamente verwendet, die unseren Hormonhaushalt beeinflussen. Heute kommen vorwiegend sogenannte bioidentische Hormone zum Zug. Sie sind in ihrer Molekülstruktur identisch mit den Hormonen, die der menschliche Körper natürlich produziert. Die Zellen können somit nicht unterscheiden, ob das Hormon aus dem Eierstock stammt oder künstlich hergestellt wurde. Die Hormone passen wie ein Schlüssel in ein Schloss, also in die Hormonrezeptoren (das sind die Andockstellen an den Zellen).

Bioidentische Hormone werden im Labor aus dem Stoff Diosgenin hergestellt, welcher aus der Yamswurzel stammt. Das heißt, der Ausgangsstoff ist pflanzlich und wird im Labor so umgewandelt, dass die molekulare Struktur exakt jener der Hormone aus dem Eierstock entspricht.

Ziel der HRT ist es, die Hormone im Körper auf ein Level zu bringen, das man normalerweise im ersten Drittel des Zyklus hat. Das entspricht jener Zeit, wenn die Periode zu Ende ist und viele Frauen sich wohlfühlen. Die HRT kann einer gebeutelten Frau ihr altes Ich zurückgeben, sie von Schweißausbrüchen, Gelenkschmerzen, enormen Stimmungsschwankungen und dem Gefühl, nicht sie selbst zu sein, befreien. Bei der HRT werden in erster Linie das fehlende Östrogen (in Form von β-Östradiol oder Östrol) und Progesteron ersetzt.

Bioidentische Östrogene werden vorwiegend transdermal verabreicht. Das bedeutet, dass ein östrogenhaltiges Gel, eine Creme oder ein Spray auf die oberste Hautschicht aufgetragen wird und von dort in die Blutbahn gelangt. Die Verabreichung über die Haut hat den großen Vorteil, dass die Hormone ohne Umwege direkt in den Blutkreislauf gelangen. Im Vergleich zu einer Pille wird verhindert, dass ein Großteil der Hormone in der Leber wieder abgebaut wird. Daher reicht eine deutlich niedrigere Hormonmenge aus als bei der oralen Anwendung. Das Risiko für das Auftreten unerwünschter Nebenwirkungen ist ebenfalls geringer. Die HRT mit bioidentischem Östrogen kommt meist erst ab der späteren Perimenopause zur Anwendung, da zu Beginn der Wechseljahre in der Regel eine Östrogendominanz vorliegt. Das Progesteron hingegen kommt meist schon früher zum Einsatz und wird als Kapsel oral oder vaginal am Abend eingenommen.

Dies ist lediglich ein grober Überblick zur HRT, da ich einerseits keine Hormonspezialistin bin und andererseits in meinem Buch bewusst andere Schwerpunkte setze. Informationen zum goldenen Zeitfenster (eine HRT sollte innerhalb von 10 Jahren nach der letzten Blutung begonnen werden) und zu den Kontraindikationen fehlen in meinem Buch. Was ich bezwecken möchte, ist, dir die Angst vor einer HRT zu nehmen. Es scheint mir sehr wichtig, dass jede Frau über die Möglichkeit einer Hormonersatztherapie informiert ist.

Ich habe viel recherchiert und die Informationen in den letzten drei Kapiteln nach bestem Wissen und Gewissen wiedergegeben. Viele dieser Informationen entstammen dem Buch „Woman on Fire“ von Dr. med. Sheila de Liz. Die Gynäkologin schreibt sehr ausführlich über Hormone und die Hormonersatztherapie. Außerdem habe ich die Informationen meiner Fortbildung, dem Podcast „MENOMIO“, dem 2024 erschienen Buch „Raus aus dem Hormonkarussell“ von der Gynäkologin Dr. med. Judith Bildau, dem Buch „Nährstofftherapie“ von Dr. med. Helena Orfanos-Boeckel sowie den Webseiten www.wechselweise.net und www.wechseljahre-verstehen.de entnommen.

Die beiden Bücher der Gynäkologinnen kann ich dir sehr empfehlen, wenn du weiter in die Tiefe gehen möchtest. Judith Bildau spricht in erster Linie Frauen zwischen 35 und 45 Jahren an, also jene, die noch vor oder gerade am Anfang der Wechseljahre stehen, und gibt viele Tipps zu Behandlungsmöglichkeiten von Beschwerden. Sheila de Liz’ Buch umfasst die gesamten Wechseljahre. Ergänzend kann ich dir den Podcast „MENOMIO“ von Daniela Ullrich ans Herz legen. Sie hat jedes Mal sehr spannende Interviewpartnerinnen zu Gast, welche interessante Informationen und auch persönliche Erfahrungen in sehr kurzweiliger Form bieten.

Persönliche Anmerkungen zur Hormonersatztherapie

Ich bin ein großer Fan von alternativen Heilmethoden, welche die Schulmedizin hervorragend ergänzen können. Du kannst die relative Östrogendominanz und einen schwankenden Östrogenspiegel ein Stück weit hervorragend durch Mönchspfeffer, Nahrungsergänzungsmittel, Phytoöstrogene, Phytotherapie sowie Akkupunktur oder Homöopathie ausgleichen. Manche Gynäkologinnen werden möglicherweise den Einsatz eines hormonellen Verhütungsmittels ins Auge fassen. All diese Maßnahmen können in vielerlei Hinsicht bei Wechseljahresbeschwerden sehr gut unterstützen.

Wenn jedoch eines oder mehrere deiner Hormone „im Keller" sind, kannst du sie sehr gut durch bioidentische Hormone ausgleichen und deinen Körper dadurch unterstützen, wenn keine Kontraindikation vorliegt. Der Hormonstatus gibt dir darüber Auskunft, ob du einen Hormonmangel hast. Ansprechpartnerin für eine HRT ist deine Gynäkologin.

Nichtsdestotrotz spielt der Lebensstil eine entscheidende Rolle. Du kannst beispielsweise dein psychisches Wohlbefinden, deine Knochenstärke oder dein Herz-Kreislauf-System mit dem Ersatz von bioidentischem Östrogen gut verbessern, wenn es dir an Östrogenen fehlt. Dies wird jedoch wenig bewirken, wenn du dich gleichzeitig schlecht ernährst, du dauerhaft auf Diät bist, wenig Bewegung machst oder ständig im Stress bist. Für eine gesunde und kraftvolle „zweite Halbzeit" geht es um ein gutes Zusammenspiel von Hormonen und Lifestyle. Und darum geht es auf den nächsten Seiten.

4 KRAFTVOLL MIT ERNÄHRUNG

4.1 Deine Figur verändert sich

Viele Frauen haben ab dem vierzigsten Lebensjahr Schwierigkeiten, ihr Gewicht zu halten, selbst wenn sie ihre Ernährungsgewohnheiten nicht ändern. In der Perimenopause nehmen Frauen im Durchschnitt fünf bis sieben Kilogramm zu. Während sich seit der Pubertät die Fettpölsterchen vorzugsweise an den Hüften und Oberschenkeln gebildet haben, lagert sich das Fett nun zunehmend im Bauchbereich ab.

Woran liegt das? Einerseits ist der sinkende Hormonspiegel, insbesondere der Rückgang von Östrogen, dafür verantwortlich. Gleichzeitig nimmt die wertvolle, schlank machende Muskelmasse ab. Eine fiese Kombination! Der Muskelabbau beginnt übrigens schon viel früher, nämlich ab dem dreißigsten Lebensjahr. Alle zehn Jahre verlieren wir etwa vier % unserer Muskeln. Dadurch sinkt der Energieverbrauch, aber der Hunger bleibt bestehen. Stress hat ebenfalls einen Einfluss auf unser Essverhalten und sorgt oft für mehr Bauchfett.

Die Empfehlung „400–500 Kalorien weniger" kann ich nicht unterstützen!

Viele Frauen machen sich Sorgen über die zusätzlichen Kilos während der Wechseljahre. Oft hört man die Empfehlung, dass Frauen ab diesem Zeitpunkt täglich 400 bis 500 Kalorien weniger essen sollen, wenn sie nicht zunehmen möchten.

Dieser Aussage kann ich jedoch keinesfalls zustimmen. Ernährung ist viel mehr als nur eine Frage des Gewichts. Mit einer ausgewogenen und nährstoffreichen Ernährung versorgst du deinen Körper mit der Energie und den Vitalstoffen, die er gerade während der Wechseljahre dringend benötigt:

- Du versorgst deine Mitochondrien, die Kraftwerke in deinen Zellen.
- Du versorgst deine Muskeln, die für einen guten Stoffwechsel sorgen.
- Du versorgst deine Knochen, die mit zunehmendem Alter immer wichtiger werden.
- Du versorgst deinen Geist und deine Seele.
- Du versorgst dein Darmmikrobiom, die Helferlein im Dickdarm, welche einen nicht zu unterschätzenden Stellenwert bei unserer Gesundheit einnehmen.
- Du beugst Heißhungerattacken vor.
- Du unterstützt deinen Körper bei der Produktion und der Verstoffwechselung von Hormonen.

Beim Essen geht es daher nicht nur um Kalorien. Weniger zu essen und ständig hungrig zu sein ist eine Sackgasse, in die ich dich nicht lenken werde.

Mach Schluss mit strengen Diäten

Speziell Frauen, die in den Wechseljahren abnehmen wollen, denken oft an das Intervallfasten, auch bekannt als intermittierendes Fasten. Dabei wird die Nahrungsaufnahme so geplant, dass man in bestimmten Zeitfenstern isst und in anderen bewusst darauf verzichtet. Eine weitere Motivation besteht darin, die Autophagie zu fördern, einen natürlichen Prozess der Zellerneuerung. Die beliebteste Variante ist die 16/8-Methode, bei der man täglich 16 Stunden fastet und innerhalb der verbleibenden acht Stunden essen darf. In der Praxis bedeutet das oft, dass sich die Nahrungsaufnahme auf zwei Hauptmahlzeiten beschränkt, möglicherweise mit einer kleinen Zwischenmahlzeit dazwischen. Ich betrachte die 16/8-Methode kritisch, insbesondere wenn nicht darauf geachtet wird, welche Lebensmittel konsumiert werden.

Einige Frauen kommen durchaus gut mit dem Intervallfasten zurecht – für sie scheint es zu funktionieren. Wenn sie auf eine ausgewogene Versorgung mit allen wichtigen Nährstoffen achten, spricht grundsätzlich nichts dagegen. Meine Erfahrung zeigt jedoch, dass viele Frauen mittelfristig scheitern, da sie während der langen Essenspause hungrig werden. Häufig ist diese Methode schwer mit sozialen Anlässen zu vereinbaren. Die Motivation geht mit der Zeit verloren, die Hormonbalance leidet und dann stellt sich die Frage, was übriggeblieben ist.

Ähnliches passiert, wenn du auf Low-Carb- oder fettarme Ernährung umsteigst. Zucker und Alkohol werden gestrichen und zusätzlich machst du mindestens dreimal pro Woche Sport. Kennst du solche Vorhaben? Neujahrsvorsätze sind der Klassiker.

Immer wieder überschwemmen Diät-Trends die Medienlandschaft – sei es in Frauenzeitschriften oder auf Social Media. Die Hälfte aller Frauen in den Wechseljahren ist mit ihrem Gewicht oder ihrer Figur unzufrieden und fühlt sich daher von solchen Werbungen angesprochen. Die Empfehlungen klingen einfach umsetzbar und ansprechend, sie versprechen Fitness und Attraktivität. Das mag ein Stück weit sogar stimmen, und wenn die Motivation hoch ist, ist vieles am Anfang ganz einfach. Leider werden deine hoch gesteckten Vorsätze bald zur Hürde, wenn du dir zu viel auf einmal vorgenommen und deine Gewohnheiten nicht berücksichtigt hast.

Und last but not least neigen viele Frauen bei Ernährungsumstellungen dazu, sich hauptsächlich darauf zu konzentrieren, was sie alles weglassen sollten – also „kein Zucker“, „keine Fruchtsäfte“, „kein Essen nach 18 Uhr“ usw. Es geht oft darum, etwas *nicht* zu essen oder zu trinken. Dadurch entsteht eine Lücke, die möglicherweise ersetzt werden möchte. Hunger und das Verbot bestimmter Lebensmittel oder ganzer Mahlzeiten führen dazu, dass du unausgeglichen bist und deine Gedanken sich verstärkt um das Essen drehen. Dadurch fühlst du dich gestresst und schüttest vermehrt Cortisol aus. Cortisol ist ein Stresshormon und wirkt kontraproduktiv bei der Gewichtsabnahme. Du befindest dich also in einem klassischen Teufelskreis. Insbesondere am Abend, wenn die Müdigkeit einsetzt, lässt die Selbstkontrolle nach und du bist anfälliger für Versuchungen. Vor allem steigt dann dein Verlangen nach Süßem und Deftigem und es fällt dir schwer, mit dem Essen aufzuhören. Mit einem schlechten Gewissen gehst du zu Bett. Am nächsten Morgen startest du wieder neu durch – mit den besten Vorsätzen und dem gleichen Ergebnis. Es wieder nicht geschafft zu haben, schadet deinem Selbstwert und bald wirfst du dein Vorhaben über Bord. Der Jo-Jo-Effekt ist vorprogrammiert. Oder du bleibst standhaft und gehst stolz ins Bett, aber dann raubt dir der Hunger deinen wichtigen Schlaf.

Einflussfaktoren auf unser Gewicht

Wenn ich dich frage, welche Faktoren unser Gewicht beeinflussen, wirst du wahrscheinlich antworten: Ernährung, Bewegung, Geschlecht, Genetik und Alter. Das ist alles richtig, aber es gibt noch weitere Aspekte, die berücksichtigt werden müssen.

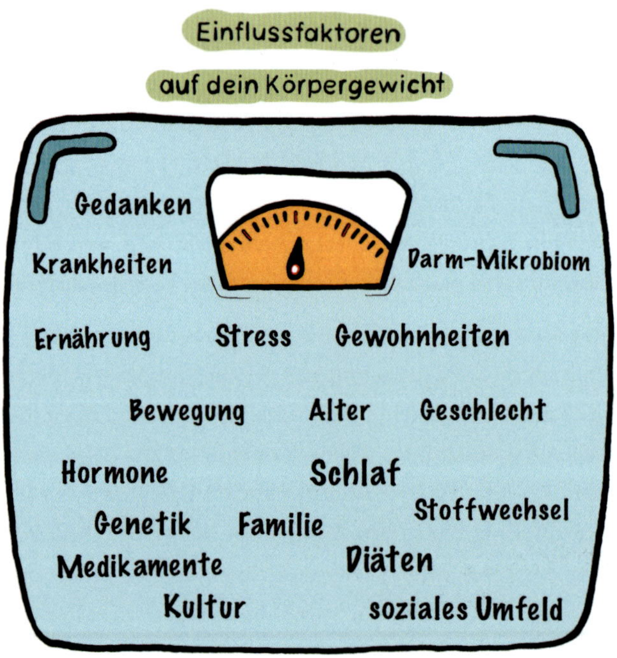
Einflussfaktoren
auf dein Körpergewicht
Gedanken
Krankheiten
Darm-Mikrobiom
Ernährung
Stress
Gewohnheiten
Bewegung
Alter
Geschlecht
Hormone
Schlaf
Stoffwechsel
Genetik
Familie
Medikamente
Diäten
Kultur
soziales Umfeld

Es gibt viele zusätzliche Einflussfaktoren, die sowohl unser Ess- und Bewegungsverhalten als auch unser Gewicht beeinflussen. Dazu gehören unser Umfeld, unsere Herkunft und damit verbundene Gewohnheiten. Auch unsere persönliche Einstellung und unsere Erfahrungen spielen eine Rolle. Hast du schon viele Diäten hinter dir? Hormone, Schlaf, Stress, das Darmmikrobiom, potenzielle Erkrankungen und Medikamente sind ebenfalls wichtige Faktoren, die nicht außer Acht gelassen werden sollten.

Eine Kalorieneinschränkung allein kann somit nicht die Lösung sein. Wie wäre es, wenn du dich fragst: „Was soll bzw. kann ich essen, um meinen Körper gut zu versorgen?" anstatt: „Was darf ich alles essen bzw. nicht essen, um nicht zuzunehmen?"

Ich empfehle dir, den Fokus auf positive Formulierungen zu legen: „Ich sorge dafür, dass ich bis spätestens 9 Uhr gefrühstückt habe", „Ich esse mindestens drei Mahlzeiten am Tag", „Ich trinke direkt nach dem Aufstehen ein Glas Wasser". So hast du mehr Erfolgserlebnisse, was dich motiviert, dranzubleiben. Gleichzeitig tauschst du vermutlich einen Teil der weniger günstigen Gewohnheiten aus, ohne bewusst auf etwas zu verzichten.

4.2 So kannst du deinen Körper gut versorgen

In den nächsten Kapiteln zeige ich dir, welche Lebensmittel deinem Körper in den wechselhaften Jahren guttun und wie du ihn mit den wichtigsten Nährstoffen versorgst. Außerdem möchte ich dir näherbringen, wie du Schokolade und Co genussvoll in deinen Alltag einbauen kannst.

So kannst du gut für dich sorgen:

- Trinke ausreichend Wasser oder zuckerfreie Flüssigkeit.
- Sorge für Gemüse in deinem Speiseplan. Es liefert dir viele Vitalstoffe und sorgt durch die längere Magenverweildauer für einen sanfteren Blutzuckeranstieg.
- Für eine längere Sättigung sorgen außerdem Eiweiß und gute Fette – baue sie bewusst in deinen Speiseplan ein.

- Vorsicht gilt bei den Kohlenhydraten, vor allem bei Zucker und Weißmehlprodukten. Sie lassen deinen Blutzucker nach oben schießen und ebenso schnell wieder abfallen. Das erzeugt Hunger. Kohlenhydrate und auch Süßes sind okay, auf die Art und die Menge kommt es an.
- Iss nicht im Gehen oder Stehen und auch nicht beim Arbeiten am Computer oder beim Fernsehen. Setz dich zum Essen hin und lass dir Zeit dabei.

Darüber hinaus solltest du Folgendes beachten:

- Regelmäßige Bewegung führt dazu, dass deine Muskeln erhalten bleiben und dein Herz-Kreislauf-System in Schwung ist. Zusätzlich sorgt es für eine gute Stimmung, wenn du eine Art der Bewegung wählst, die du gerne machst.
- Eine gute Schlafhygiene und Entspannung im Alltag werden dir guttun.
- Sorge für dich, wenn es dir nicht gut geht.

Viele dieser Tipps sind dir wahrscheinlich schon bekannt. Obwohl sie logisch klingen, sind sie oft leichter gesagt als getan. Schließlich ist unser Alltag meist sehr ausgefüllt und unsere jahrelangen Gewohnheiten haben auch ein Wörtchen mitzureden.

Das Thema Ernährung nimmt in meinem Buch deshalb einen großen Raum ein, da wir im Durchschnitt drei- bis fünfmal am Tag essen. Jede zweite Frau ist mit ihrer Figur unzufrieden und hat Erfahrungen mit verschiedenen Ernährungstrends gemacht. Die Angst vor einer ungewollten Gewichtszunahme und die vielen widersprüchlichen Empfehlungen machen deinen Essalltag mitunter auch nicht leichter. Leider sind Frauen während der Hormonumstellung in den Wechseljahren ähnlich stark gefährdet, Essstörungen oder eine negative Körperwahrnehmung zu entwickeln, wie in der Pubertät. Das sind genug Gründe, um dir Sicherheit im Bereich Ernährung zu geben.

Die Empfehlungen, die ich teilen werde, sind sowohl für Frauen in der Prä- und Perimenopause als auch für die meisten anderen Menschen relevant. Spezielle Ernährungsempfehlungen ausschließlich für die Wechseljahre gibt es (zum Glück) nicht. Es geht vielmehr darum, auch während dieses Lebensabschnitts auf eine gesunde und ausgewogene Ernährung zu achten. In manchen Bereichen werde ich verstärkt einen Fokus auf die Wechseljahre setzen.

In meiner Praxis erlebe ich, dass sich viele Frauen umfangreich mit dem Thema Ernährung beschäftigen und auch so einiges wissen, dennoch kann die praktische Umsetzung manchmal eine Herausforderung sein. Mein Ziel ist es daher, dass meine Empfehlungen für dich gut nachvollziehbar sind und du sie leicht in deinen Alltag integrieren kannst. Ich gebe dir zusätzlich zahlreiche Anregungen, um vom Wissen ins Tun zu kommen. Auch wenn du in puncto Ernährung schon sehr gut aufgestellt bist, hoffe ich, dass dennoch einige neue und interessante Inhalte für dich dabei sind.

4.3 Wasser ist Leben

Wir können zwar drei Wochen ohne Nahrung überleben, aber nur wenige Tage ohne Wasser. Das zeigt die enorme Bedeutung von ausreichender Flüssigkeitszufuhr. Unser Körper besteht schließlich zu etwa 70 % aus Wasser, das in fast allen Zellen, in den Lymphbahnen und im Blut vorhanden ist. Eine angemessene Flüssigkeitsaufnahme ist daher entscheidend für unsere Leistungsfähigkeit und unser Wohlbefinden.

Wie viel Flüssigkeit benötigen wir? Es wird empfohlen, etwa 30 Milliliter pro Kilogramm Körpergewicht pro Tag zu trinken. Bei einem Gewicht von 70 Kilogramm sind das 2,1 Liter. Ein Minimum von 1,5 bis 2 Litern Flüssigkeit pro Tag wird jedoch auf jeden Fall empfohlen. Besonders an heißen Tagen und bei körperlicher Anstrengung ist eine erhöhte Flüssigkeitszufuhr unerlässlich.

Da der Energiebedarf von Frauen ab dem 40. Lebensjahr sinkt, empfehle ich vor allem kalorienfreie Flüssigkeiten. Die beste Quelle dafür ist hochwertiges Leitungs- oder Mineralwasser – und in Österreich und Deutschland haben wir wahrlich das Glück, darauf zurückgreifen zu können.

„Nur" Wasser schmeckt fad für dich? Hier ein paar Tipps:

- Etwas Zitronensaft verleiht dem Wasser eine angenehme Säure.
- Das Auge genießt mit: Infused Water wird immer beliebter. Du kannst Früchte, Kräuter oder Gewürze in einen großen Krug mit Wasser geben und mindestens

20 Minuten ziehen lassen. Zitrusfrüchte, Beeren, Melone, Gurke, Rosmarin, Melisse, Ingwer, Lavendel, Basilikum, Rosmarin oder Rosenblätter eignen sich besonders gut, um nur einige Beispiele zu nennen. Deiner Fantasie sind dabei kaum Grenzen gesetzt. Lass dich von anregenden Fotos im Internet inspirieren.

- Eistee selbst herzustellen ist ganz einfach: Bereite eine Kanne Tee nach deinem Geschmack zu (zum Beispiel mit Apfelminze, Zitronenmelisse, Pfefferminze oder Hagebutte) und lasse ihn abkühlen. Bevor du ihn genießt, kannst du ihn noch mit etwas Zitrone oder Limette verfeinern.
- Wenn du gerne sprudelnde Getränke magst und sie gut verträgst, ist Mineralwasser mit Kohlensäure eine gute Option. Da eine ausreichende Versorgung mit Magnesium und Calcium nun besonders wichtig ist, kannst du beim Einkauf von Wasser gezielt auf diese beiden Mineralstoffe achten. Ein Produkt kann als calciumhaltig bezeichnet werden, wenn es mindestens 150 mg Ca/Liter enthält, und als magnesiumhaltig, wenn es mindestens 50 mg Mg/Liter enthält. Trinke mineralstoffreiches Wasser am besten zwischen den Mahlzeiten und nicht zu Eisentabletten, da es die Eisenaufnahme hemmt.
- Speziell in der kalten Jahreszeit bietet sich Tee zum Trinken an.
- Baldrian, Melisse, Hopfen und Lavendel können helfen, wenn du unter Ein- oder Durchschlafstörungen leidest. Genieße eine Tasse Tee am Abend, idealerweise mindestens eine Stunde vor dem Zubettgehen. Trinkst du zu spät große Mengen, kann der nächtliche Gang zur Toilette deinen Schlaf stören.

Fruchtsäfte, Sirupe und Limonaden enthalten große Mengen an Zucker. Gelegentlicher Genuss ist in Ordnung, als Basis für deine Flüssigkeitsversorgung kann ich sie leider nicht empfehlen.

Light-Getränke sind bedauerlicherweise auch keine gute Alternative für den täglichen Konsum. Sie liefern keine Energie und verändern unser Darmmikrobiom in eine ungünstige Richtung. Seit der Einführung von Light-Getränken ist unsere Gesellschaft weder schlanker noch gesünder geworden. Dieses Ziel wurde verfehlt, und das sagt wohl alles über die Sinnhaftigkeit von Light-Getränken.

Viele Menschen verspüren gelegentlich Lust auf Limonade, und die Frage lautet oft: „Cola oder Cola light?“ Darüber kann man debattieren. Gelegentlich genossen sollte beides für einen gesunden Menschen kein großes Problem darstellen. Ich empfehle jedoch keines von beiden, wenn sie regelmäßig oder sogar täglich konsumiert werden.

Du findest es schwierig, die empfohlene Menge an Flüssigkeit zu trinken? Mehr zu trinken kann gelernt werden. Hier sind einige Tipps:

- Beginne damit, ein zusätzliches Glas Wasser zu trinken, am besten gleich am Morgen nach dem Aufwachen. Wenn dir das zu schwierig erscheint, setze dir das Ziel, es noch vor dem Verlassen des Hauses zu trinken.
- Um das Trinken nicht zu vergessen, stelle am Vorabend ein leeres Glas sichtbar beim Waschbecken oder in der Küche bereit, sodass es nur noch befüllt werden muss.
- Trage immer eine Wasserflasche in deiner Handtasche. So hast du immer etwas zur Hand, wenn du Durst verspürst.
- Befülle einen großen Krug mit Wasser und stelle ihn an deinen Arbeitsplatz. Auf diese Weise behältst du den Überblick. Anfangs musst du dich vielleicht daran erinnern, zu trinken. Dies gelingt, indem du dir regelmäßig eine Erinnerung setzt, z. B. mit einem Handywecker.

Wenn deine Gelenke schmerzen oder du dich am Morgen beim Aufstehen „steif wie ein Brett“ fühlst, überlege, ob du täglich ausreichend Wasser zu dir nimmst. Möglicherweise kann eine höhere Trinkmenge deine Beschwerden ein Stück weit lindern, noch bevor du weitere Maßnahmen ergreifen musst.

Abschließend möchte ich darauf hinweisen, dass Durst manchmal als Hunger wahrgenommen wird. Wenn du also Hunger verspürst, obwohl du kürzlich gegessen hast, probiere es zunächst mit einem Glas Wasser und überprüfe nach fünf Minuten, ob der Hunger immer noch da ist. Ich möchte jedoch keinesfalls den Eindruck vermitteln, dass man Hunger einfach durch Trinken beseitigen kann oder sollte. Wenn du hungrig bist, sollst du selbstverständlich essen.

4.4 Die Superkraft in pflanzlichen Lebensmitteln

Gemüse, Obst, Hülsenfrüchte, Kräuter, Pilze, Vollkorngetreide, Samen, Nüsse und Sprossen – all diese Nahrungsmittelgruppen sind reich an wertvollen Inhaltsstoffen. Du hast sicherlich schon oft gehört, wie gesund sie sind. Tatsächlich sind sie es auch!

Warum ist das so? Pflanzliche Lebensmittel enthalten eine Fülle von Vitalstoffen. Dazu zählen Vitamine, Mineralstoffe, Ballaststoffe und sekundäre Pflanzenstoffe.

Vitalstoffe im Fokus

Was bewirken diese sogenannten Vitalstoffe in unserem Körper?

Vitamine, Mineralstoffe und Spurenelemente

Auf die einzelnen Vitamine und Mineralstoffe einzugehen, würde den Rahmen dieses Buches sprengen. Im Grunde unterstützen sie unsere Zellen, unser Immunsystem, unsere Schleimhäute, die Hormone, Enzyme und Knochen. Jedes hat sein eigenes Spezialgebiet – auf besonders wichtige Nährstoffe in den Wechseljahren gehe ich in Kapitel 4.9 näher ein.

Ballaststoffe

Bei Ballaststoffen handelt es sich um unverdauliche Nahrungsbestandteile, die in pflanzlichen Lebensmitteln vorkommen. Es gibt zwei Arten von Ballaststoffen: lösliche und unlösliche. Der Hauptunterschied zwischen diesen beiden Arten liegt in ihrer Interaktion mit Wasser und ihrer Wirkung auf den Körper.

Lösliche Ballaststoffe

quellen in Kontakt mit Flüssigkeit auf und bilden eine gelartige Substanz. Durch diese Eigenschaft verweilen sie länger im Magen und stabilisieren in weiterer Folge den Blutzucker. Darüber hinaus können sie dazu beitragen, den Cholesterinspiegel zu senken. Sie können sich im Darm an Gallensäuren binden, aus denen Cholesterin hergestellt wird. Dadurch verhindern lösliche Ballaststoffe deren Wiederaufnahme in den Körper. Stattdessen werden sie als Teil des Stuhls ausgeschieden, die LDL-Werte (Low Density Lipoprotein, wird oft als das „schlechte“ Cholesterin bezeichnet) sinken dadurch. Mit löslichen Ballaststoffen kannst du deinen Cholesterinstoffwechsel trotz Abfalls des schützenden Östrogens in der Perimenopause ein Stück weit günstig beeinflussen.

Eine weitere bemerkenswerte Eigenschaft von löslichen Ballaststoffen ist ihre positive Wirkung auf unsere Darmgesundheit. Sie dienen den nützlichen Bakterien in unserem Dickdarm als Futter, diese produzieren durch Fermentation kurzkettige Fettsäuren daraus. Dadurch stärken sie die Darmschleimhaut und haben sogar Einfluss auf unseren Hormonhaushalt und unsere Stimmung.

Die bekanntesten Beispiele für lösliche Ballaststoffe sind das Pektin in Apfel, Beeren und Zitrusfrüchten, die Beta-Glucane im Hafer oder das Inulin im Chicorée sowie in Zwiebeln und Lauchgewächsen. Darüber hinaus findest du sie in zahlreichen Hülsenfrüchten, Vollkorngetreide, Samen und Körnern.

Unlösliche Ballaststoffe

fungieren im Wesentlichen als „Bürste“ im Verdauungstrakt, indem sie helfen, die Darmpassage zu beschleunigen. Dies macht sie besonders hilfreich bei der Vorbeugung oder Behandlung von Verstopfung. Sie sind in Vollkorngetreide, vielen Gemüsesorten, Obst, Hülsenfrüchten, Nüssen, Pilzen und Sprossen enthalten.

Eine ausreichende Flüssigkeitszufuhr ist wichtig, damit die Ballaststoffe quellen und ihre Wirkung entfalten können. Andernfalls kann es zu Verstopfung kommen. Trinke daher unbedingt ausreichend. Als Mindestmaß gelten 1,5 bis 2 Liter täglich.

Sekundäre Pflanzenstoffe

Neben Vitaminen, Mineralstoffen und Ballaststoffen enthalten Pflanzen auch sogenannte sekundäre Pflanzenstoffe. Diese erfüllen wichtige Aufgaben für die Pflanzen selbst. Auch für uns Menschen haben sie ein enormes Potenzial und können pharmakologische Wirkungen entfalten.

Beispiele für sekundäre Pflanzenstoffe (SPS):

SPS	*Wirkung im Körper*	*Vorkommen*
Carotinoide	→ antioxidativ → krebsvorbeugend → immunsystemstärkend	In rotem und gelbem Gemüse wie Karotten, Paprika; Marillen/Aprikosen; weiters in Kohl, Spinat, Kräutern, Brokkoli
Phytosterine	→ cholesterinspiegelsenkend → krebsvorbeugend	In Hülsenfrüchten und fettreichen Pflanzenteilen wie Sonnenblumenkernen, Sesam, Sojabohnen und daraus gewonnenen Ölen
Saponine	→ cholesterinspiegelsenkend → krebsvorbeugend → infektionshemmend → immunsystemstärkend	In Hülsenfrüchten wie Bohnen, Erbsen, Sojabohnen und Erdnüssen
Glucosinolate (Senföle)	→ infektionshemmend → krebsvorbeugend → cholesterinspiegelsenkend → hormonregulierend	In Radieschen, Senf, Kresse, Kren/Meerrettich und in sämtlichen Kohlsorten wie Weißkraut, Rotkraut, Kohl, Kohlrabi, Karfiol/Blumenkohl und Brokkoli (diese Gemüsesorten zählen botanisch betrachtet zu den Kreuzblütengewächsen)
Polyphenole (Phenolsäure, Flavonoide)	→ Schutz vor Infektionen → stark antioxidativ → immunsystemstärkend → entzündungshemmend → blutdruckregulierend → Blutglukosespiegel senkend	In Randschichten von Getreide, Obst und Gemüse, Früchten und Beeren, Rotwein, grünem und schwarzem Tee, Kakao und Schokolade
Phytoöstrogene (Isoflavone, Lignane)	→ krebsvorbeugend → antioxidativ → hormonregulierend	In Soja, Hülsenfrüchten, Alfalfa-Sprossen, Kreuzblütlern und Leinsamen
Sulfide	→ krebsvorbeugend → Schutz vor Infektionen → antioxidativ → immunsystemstärkend → entzündungshemmend → blutdruckregulierend → cholesterinsenkend → verdauungsfördernd	In Zwiebelgewächsen wie Knoblauch, Zwiebeln, Lauch

Phytoöstrogene sind strukturell und auch in ihrer Funktion dem körpereigenen Östrogen ähnlich. Dort wirken sie entweder aktivierend oder hemmend, je nachdem, wie hoch der Östrogenspiegel ist. In der Prä- und Perimenopause können sie bei einer Östrogendominanz ausgleichend wirken. Die Hormonwirkung ist dabei jedoch wesentlich geringer als die der körpereigenen Östrogene.

Der bekannteste Vertreter ist die Sojabohne, außerdem sind Phytoöstrogene in Hülsenfrüchten, Alfalfa-Sprossen, Leinsamen und Kürbiskernen enthalten. Lebensmittel mit Phytoöstrogenen bereichern deinen Speiseplan mit Vitaminen und Ballaststoffen und können bei milden Beschwerden in den Wechseljahren Linderung verschaffen. Auch Kreuzblütengewächse wie Brokkoli, Karfiol/Blumenkohl, Radieschen oder Rucola können durch ihren Gehalt an Senfölen einer Östrogendominanz entgegenwirken.

Du kannst Vitamine, Mineralstoffe und Spurenelemente auch durch Nahrungsergänzungsmittel zuführen, was manchmal sinnvoll oder sogar notwendig sein kann (beispielsweise bei Eisenmangel). Anders verhält es sich mit den sekundären Pflanzenstoffen. Diese sind ausschließlich in pflanzlichen Lebensmitteln enthalten und leisten einen wertvollen Beitrag zu deiner Gesundheit.

„Der Weg zur Gesundheit führt durch die Küche.“

Gemüse

Gemüse ist reich an den zuvor genannten Vitalstoffen. Daher wird empfohlen, täglich mindestens drei Portionen Gemüse zu essen. Doch was genau ist eine Portion Gemüse? Eine Portion entspricht der Menge, die in deine Hand passt. Das können eine Handvoll Cocktailtomaten, ein bis zwei Karotten, drei Radieschen, eine halbe Zucchini oder ein halber Kohlrabi sein. Für Salat gilt die doppelte Menge. Im Grunde genommen kann man davon kaum zu viel essen.

Leider kommt speziell Gemüse bei vielen Menschen zu kurz. Es gibt einige Gründe dafür. Manchmal schmeckt die Tomate aus dem Supermarkt herrlich fruchtig, dann wiederum sehr fad. Vielleicht teilst du dein Zuhause mit Gemüsemuffeln, die deine

Lust auf Gemüsegerichte dämpfen. Und schließlich erfordert die Zubereitung von Gemüse Zeit – das Schälen von Zwiebeln, das Schneiden von Karotten, das Waschen und Marinieren von Salat usw. Das bedeutet mehr Zeit in der Küche, was nach einem anstrengenden Tag mühsam sein kann.

Trotzdem bietet Gemüse aus gesundheitlicher Sicht viele Vorteile, weshalb ich dich ermutigen möchte, ausreichend davon zu essen. Hier ein paar Tipps:

- Roh oder gekocht? In der Traditionellen Chinesischen Medizin werden vorwiegend warme Gerichte empfohlen, während die westlich orientierte Ernährungswissenschaft aufgrund der höheren Vitamindichte eher auf rohes Gemüse setzt. Widersprüchliche Aussagen können verwirrend sein. Achte lieber darauf, was dir guttut und was für dich in deinem Alltag machbar ist.
- Für Liebhaberinnen von Suppen bietet sich eine praktische Möglichkeit: Du kannst Gemüsesuppen gut auf Vorrat kochen. Bereite einfach die doppelte Menge zu und bewahre die zweite Hälfte in einem Schraubglas im Kühlschrank auf. So hast du am nächsten Tag im Handumdrehen eine ausgezeichnete Vorspeise zur Verfügung. Beim Genuss einer Gemüsesuppe nimmst du bereits Flüssigkeit zu dir und konsumierst gleichzeitig ein bis zwei Portionen Gemüse. Zudem wirst du wahrscheinlich früher satt, da eine Suppe meist nicht so schnell verschlungen wird und es etwa zwanzig Minuten dauert, bis sich die Sättigung einstellt. Eine Suppe ist daher ein guter Einstieg, findest du nicht auch?
- Salat ist ebenfalls eine ausgezeichnete Option als Vorspeise – folgen wir dem Beispiel der Französinnen. Die Pflanzenfasern und die Säure aus Essig oder Zitrone verlängern die Verweildauer der Mahlzeit im Magen. Dadurch steigt der Blutzuckerspiegel langsamer an.
- Wenn es schnell gehen muss, kannst du auf Tiefkühlgemüse zurückgreifen. Mittlerweile gibt es eine attraktive Auswahl und das Gemüse kommt in den allermeisten Fällen frisch vom Feld in die Tiefkühltruhen der Hersteller.
- Wenn deine Familie in Gemüsegerichten nur herumstochert und sich beschwert – sei dir selbst eine Extraportion wert! Es muss kein eigenes Gericht sein, ein zusätzlicher Salat oder etwas Gemüse in einer separaten Pfanne reicht aus. Sich selbst etwas Gutes zu tun ist ein wichtiger Teil der Selbstfürsorge.

- Kochen kann ein wunderbarer Ausgleich zu einem stressigen Bürojob sein. Hast du es schon einmal von diesem Gesichtspunkt aus betrachtet?
- Essen ist eine Kombination aus Gewohnheiten und Erfahrungen. Vielleicht möchtest du neue positive Erfahrungen sammeln und bewusst einmal ein vegetarisches Gericht in einem hochwertigen Restaurant ausprobieren? Sei neugierig!

Trotz all der Lobpreisungen für Gemüse möchte ich betonen, dass ein Salat, der ausschließlich aus Gemüse besteht, keine vollwertige Hauptmahlzeit ist. Das gilt auch für Suppen. Unser Körper benötigt bei jeder Mahlzeit auch Eiweiß und Fette.

Obst

Die Vorteile von Obst ähneln denen von Gemüse. Da Obst jedoch Zucker enthält, ist die Menge entscheidend – zwei Portionen pro Tag reichen aus. Eine Portion entspricht wieder der Menge, die in deine Hand passt, also etwa einem Apfel, einer Birne, einer Nektarine, zwei Aprikosen, zwei Pflaumen, einer Handvoll Trauben, einer halben Banane usw.

Beerenobst wie Erdbeeren, Himbeeren, Brombeeren und Heidelbeeren zeichnen sich durch ihren hohen Ballaststoffgehalt und ihre sekundären Pflanzenstoffe aus. Du kannst pro Portion gerne 200 Gramm davon genießen. Wenn du im Garten viel Beerenobst und eine ausreichend große Gefriertruhe hast, kannst du die Beeren gut einfrieren und sie dann in der kalten Jahreszeit in einen heißen Porridge mischen. So verleihst du deinem Wintermüsli eine besondere Note.

Am besten ist es, das Obst als Nachspeise zu genießen oder es in ein Milchprodukt wie Joghurt oder Skyr einzufügen. Auf diese Weise bleibt es länger im Magen und der Blutzuckerspiegel steigt langsamer an.

Smoothies und Obstsäfte sind zwar beliebt, jedoch kann ich sie im Alltag nicht uneingeschränkt empfehlen. Bei der Herstellung gehen viele Vitalstoffe in den sogenannten Trester (das ist der Pressrückstand, also alles, was nicht in den Saft kommt) über. Dein Blutzucker schießt in die Höhe und du wirst davon nicht satt. Insbesondere wenn du auf deine Taille achten möchtest oder deine Blutzucker- oder Triglyceridwerte erhöht sind, empfehle ich dir, Obst nicht zu trinken, sondern zu essen.

Hülsenfrüchte

Erbsen, Linsen und Bohnen sind wahre Nährstoffpakete, die sättigen und den Blutzuckerspiegel nur langsam ansteigen lassen. Sie sind reich an Vitalstoffen und liefern gleichzeitig pflanzliches Eiweiß sowie Phytoöstrogene.

Ich empfehle dir, mindestens einmal pro Woche Hülsenfrüchte zu essen, gerne auch öfter. Wann hast du zuletzt einen Bohnen- oder Linsensalat gegessen?

Pilze

Im Supermarkt sind Zuchtpilze wie Champignons, Kräuterseitlinge oder Shiitake-Pilze das ganze Jahr über erhältlich, während wild wachsende Pilze hauptsächlich im Herbst Saison haben. Die WHO empfiehlt eine Obergrenze von 250 Gramm pro Woche.

Neben den bereits erwähnten Vitalstoffen liefern Pilze auch kleine Mengen an Eiweiß und sind eine wertvolle Bereicherung für die vegetarische Küche. Aufgrund ihres hohen Wassergehalts verderben Pilze schnell – achte daher beim Einkauf auf frische Ware und verwende sie bald.

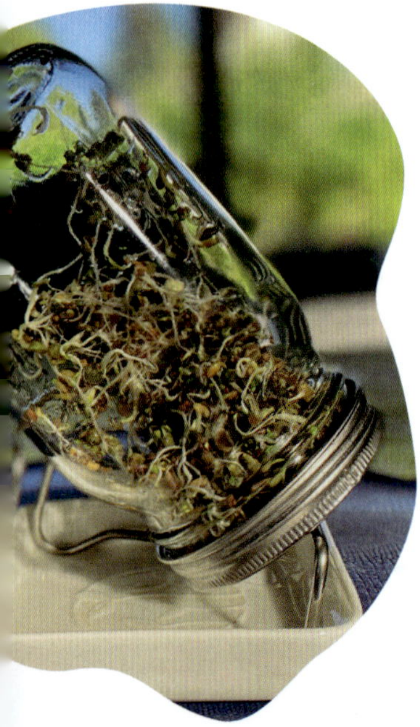

Kräuter und Sprossen

Kräuter und Sprossen spielen mengenmäßig eher eine untergeordnete Rolle, jedoch sind sie aus gesundheitlicher Sicht aufgrund der enthaltenen Vitalstoffe bemerkenswert.

Kräuter gibt es in verschiedenen Variationen, sei es frisch, tiefgekühlt oder getrocknet.

Sprossen sind eine Bereicherung für Brot mit Aufstrich oder Salate und können als Suppeneinlage verwendet werden. Sie können entweder im Handel erworben oder in einem Sprossenglas selbst aus Samen gezogen werden. Beispiele dafür sind Kresse, Alfalfa- oder Brokkolisprossen oder Sprossen von Hülsenfrüchten. Samen zum Selberziehen erhältst du im Reformhaus.

Nüsse, Mandeln, Samen und Kerne

Immer mehr Studien beweisen: Wer Nüsse isst, lebt tendenziell länger und gesünder. Nüsse sind richtige Nährstoffpakete voll mit guten Fetten, Eiweiß, Ballaststoffen, Vitaminen, Mineralstoffen und Spurenelementen. Gesundheitlich am wertvollsten sind sie naturbelassen ohne Zusatz von Salz oder anderen Geschmacksverstärkern.

Was die Zusammensetzung von Fettsäuren anbelangt, haben Leinsamen, Walnüsse, Haselnüsse und Mandeln die Nase vorne. Paranüsse haben einen hohen Selengehalt. Macadamianüsse, Cashewkerne, Pistazien, Sesam, Sonnenblumenkerne und Kürbiskerne sind eine gute Ergänzung.

Achte beim Einkauf auf das Haltbarkeitsdatum – es sollte möglichst weit in der Zukunft liegen. Ein bitterer Geschmack ist ein Hinweis, dass die Nuss ranzig ist.

Je bunter, desto besser!

So lautet das Motto des Regenbogen-Prinzips. Nach diesem Prinzip wird empfohlen, jede Woche 30 verschiedene Arten von Obst und Gemüse zu essen. Das mag auf den ersten Blick utopisch erscheinen, besonders wenn man auf Saisonalität und Regionalität Wert legt. Doch vielleicht ist es gar nicht so unmöglich?

Ich möchte dich zu einer Wochen-Challenge einladen:

In der Tabelle auf der nächsten Seite sind verschiedene Lebensmittel nach Kategorien aufgelistet. Male eine Woche lang das entsprechende Feld mit der Farbe des Lebensmittels aus, das du gegessen hast. Betrachte am Ende der Woche, wie bunt deine Liste geworden ist. Könnte sie noch etwas Farbe vertragen? Überlege, welche der Lebensmittel, die noch weiß geblieben sind, du in der kommenden Woche einbauen könntest.

Du kannst die Tabelle auch ausdrucken und so mehrfach verwenden.

Ich möchte dich ermutigen, Neues auszuprobieren. Je vielfältiger die pflanzlichen Lebensmittel sind, die du isst, desto besser versorgst du deine Zellen mit Vitalstoffen. Und, wie du bereits weißt, profitiert auch dein Darm von der Vielfalt.

Meine Vitalstoff-Superpower-Lieferanten:

Obst		
Ananas	Himbeere	Pfirsich
Apfel	Honigmelone	Physalis
Avocado	Kiwi	Preiselbeere
Banane	Kiwibeere	Ribisel/Johannisbeere
Birne	Kirsche	Stachelbeere
Brombeere	Mandarine	Wassermelone
Erdbeere	Marille/Aprikose	Weintraube
Granatapfel	Nektarine	Zitrone
Grapefruit	Olive	Zwetschke/Pflaume
Heidelbeere/Blaubeere	Orange	

Gemüse		
Blaukraut	Kohlrabi	Rote Rübe/Rote Bete
Brokkoli	Kohlsprosse	Sauerkraut
Chicorée	Kürbis	Schwarzwurzel
Erbse	Lauch (Porree)	Spargel
Fenchel	Mangold	Spinat
Fisole/grüne Bohne	Melanzani/Aubergine	Süßkartoffel
Frühlingszwiebel	Paprika gelb	Tomate
gelbe Rübe	Paprika grün	Topinambur
Grünkohl	Paprika rot	Weißkraut
Gurke	Pastinake	Wirsing
Karfiol/Blumenkohl	Petersilienwurzel	Zucchini
Karotte	Radieschen	Zwiebel
Knoblauch	Rettich	
Knollensellerie	Rhabarber	

Salate

Chinakohl	Radicchio	Vogerlsalat/Feldsalat
Eisbergsalat	Rucola	
Kopfsalat	Staudensellerie	

Samen

Chiasamen	Leinsamen	Sesamsamen
Hanfsamen	Pinienkerne	Sonnenblumenkerne
Kürbiskerne	Pistazienkerne	

Nüsse

Cashewnuss	Macadamianuss	Paranuss
Erdnuss	Mandeln	Pekannuss
Haselnuss	Maroni	Walnuss

Hülsenfrüchte

Belugalinsen	gelbe Linsen	Limabohnen
Berglinsen	Käferbohnen	rote Linsen
Bohnen weiß	Kichererbsen	Sojabohnen/Edamame
Erbsen	Kidneybohnen	

Pilze

Austernpilz	Eierschwammerl/Pfifferling	Steinpilz
Champignon	Kräuterseitling	

Kräuter

Basilikum	Dille	Oregano
Petersilie	Rosmarin	
Schnittlauch	Salbei	

Sprossen		
Alfalfasprossen	Brokkolisprossen	Bohnensprossen
Sojasprossen		

Sonstiges		
Brennnessel	Kren/Meerrettich	Kurkuma
Ingwer	Kresse	Weizenkeime

4.5 Eiweiß ist jetzt besonders wichtig

Der Nährstoff Eiweiß – auch Protein genannt – kommt bei vielen Frauen zu kurz. Ein Butterbrot mit Schnittlauch oder Nudeln mit Gemüse sind beliebte Gerichte, enthalten jedoch kaum Eiweiß. Besonders in den Wechseljahren gewinnt das Eiweiß an Bedeutung.

Eiweiß findet sich im Körper in Form von Strukturproteinen, die für Form und Festigkeit entscheidend sind. Es ist in Muskeln, Knochen, Knorpeln und Gelenken vorhanden und spielt eine Rolle für Haut, Bindegewebe, Haare und Nägel. Zusätzlich ist Eiweiß ein wesentlicher Bestandteil von Blutzellen, Enzymen und Hormonen und unterstützt unser Immunsystem. Darüber hinaus trägt es zur Sättigung bei.

Eiweiß ist in vielen natürlichen Lebensmitteln zu finden, sowohl pflanzlicher als auch tierischer Herkunft.

Pflanzliche Eiweißquellen

Nennenswerte Mengen an Eiweiß lassen sich in ***Hülsenfrüchten, Nüssen, Samen, Pilzen*** und ***Vollkorngetreide*** finden. Es wird empfohlen, zwei Drittel des Eiweißes, das der Körper braucht, aus pflanzlichen Quellen und ein Drittel aus tierischem Eiweiß zu beziehen.

Hülsenfrüchte gewinnen zunehmend an Beliebtheit, sie bieten eine breite Palette an kulinarischen Möglichkeiten. Hier sind einige Beispiele, wie du sie in der Küche auf vielseitige Weise verwenden kannst:

- **Belugalinsen:** für Eintöpfe, als Beilage oder Salat, im Curry
- **Berglinsen:** im Linseneintopf, Linsensalat, im Curry
- **Erbsen:** als Erbsensuppe, in Eintöpfen, als Gemüsebeilage, im Curry
- **gelbe und rote Linsen:** in Suppen, Eintöpfen
- **Käferbohnen:** im Salat
- **Kichererbsen:** im Salat, in Eintöpfen, als Hummus oder Falafel
- **Kidneybohnen:** in Eintöpfen, als Chili con/sin Carne
- **Sojabohnen:** Edamame als Suppeneinlage oder in Eintöpfen, Miso in der Suppe, Sojamilch und Sojajoghurt, Tofu und Tempeh gebraten

Tierisches Eiweiß

Tierische Eiweißlieferanten haben, was die Menge an Proteinen anbelangt, gegenüber pflanzlichen Eiweißen die Nase vorne und das enthaltene Eiweiß kann vom Körper besser aufgenommen werden.

Zu den tierischen Lebensmitteln zählen *Fleisch und Fleischprodukte, Fisch, Milch- und Milchprodukte* sowie *Eier.*

Aufgrund einiger Mythen rund um Eier und Milch möchte ich diese beiden Lebensmittel genauer betrachten.

Über viele Jahrzehnte hinweg wurde das *Ei* aufgrund seines Gehalts an gesättigten Fettsäuren und Cholesterin kritisch betrachtet. Es wurde angenommen, dass es zur Erhöhung des „schlechten" Blutcholesterins beiträgt. Diese Annahme hat sich mittlerweile als unbegründet erwiesen, und dem Genuss hochwertiger Bio- oder Freilandeier steht nichts mehr im Wege. Doch Veränderungen in der Wahrnehmung brauchen Zeit, oft sehr viel Zeit. Auch heute noch hört oder liest man oft, dass die Empfehlung auf wenige Eier pro Woche beschränkt ist. So überrascht mich die aktuelle Empfehlung der DGE (Deutsche Gesellschaft für Ernährung) aus dem Jahr

2024, dass man nur ein einziges Ei pro Woche essen sollte. Die American Heart Association hingegen ist der Ansicht, dass man täglich bis zu zwei Eier verzehren kann.

Das Ei stellt eine hervorragende Quelle für hochwertiges Eiweiß dar. Ich persönlich würde es fast schon als Superfood bezeichnen, insbesondere wenn man auf die Qualität, sprich die Haltungsbedingungen der Hühner, achtet. Betrachtet man die Fähigkeit eines Eis, ein komplexes Lebewesen wie ein Küken hervorzubringen, wird deutlich, dass es neben dem Eiweiß auch eine Fülle an Vitaminen, Mineralstoffen und Cholin (ein Bestandteil der Zellmembran) liefert. Freilandeier enthalten Omega-3-Fettsäuren, wenn auch in geringen Mengen, und haben somit ein günstigeres Verhältnis von Omega-6- zu Omega-3-Fettsäuren. Dies lässt sich darauf zurückführen, dass die Hühner im Freien in der Sonne laufen und nach Insekten und Würmern picken dürfen sowie kleine Mengen Gras fressen, während Hühner in Bodenhaltung vorwiegend Getreide und Soja gefüttert bekommen.

Besonders im Hinblick auf eine ausreichende Proteinversorgung halte ich das Ei für besonders wichtig. Ob als Frühstücksei, in ein Jausenbrot verpackt, als Spiegelei oder in verschiedenen Aufläufen und Teigen – du kannst ruhig mit gutem Gewissen zulangen. Dass der tägliche Genuss von Spiegelei mit Speck und reichlich Kuchen jedoch nicht das Gelbe vom Ei ist, liegt auf der Hand.

Was die ***Kuhmilch*** anbelangt, ist dir bestimmt schon einmal zu Ohren gekommen, dass Milch den Körper verschleimt und der Milchkonsum nicht für den Menschen vorgesehen ist. Will man das Thema solide einschätzen, muss man sich durch einen Dschungel aus widersprüchlichen Daten kämpfen. Lass uns lieber einen Blick auf die Kulturen und die Vergangenheit werfen.

Bei der Milch scheint vor allem die Verträglichkeit eine Rolle zu spielen, und zwar eine mögliche Unverträglichkeit von Milchzucker (Laktose). Die Traditionelle Chinesische Medizin (TCM) rät vom Konsum von Kuhmilch ab, und diese Skepsis ist für mich gut nachvollziehbar. Immerhin mangelt es 90 % der erwachsenen Bevölkerung in Asien an dem Verdauungsenzym Laktase, welches für die Aufspaltung des Milchzuckers notwendig ist. Verdauungsbeschwerden jeglicher Art können ein Anzeichen für Laktoseintoleranz sein. Im Gegensatz dazu sind in Europa nur etwa 15 % der

Erwachsenen von dieser Problematik betroffen, was im Wesentlichen auf die genetische Veranlagung zurückzuführen ist. Für Menschen mit Laktoseintoleranz stellen laktosefreie Milchprodukte eine hervorragende Alternative dar.

Wenn auch der Konsum von laktosefreier Milch zu Problemen führt, könnte dies auf das Milcheiweiß zurückzuführen sein. Insgesamt haben weniger als 20 % der Europäerinnen gesundheitliche Beschwerden beim Verzehr von Milch. Für die übrigen 80 % stellt der Milchkonsum kein Problem dar. Sei daher bitte skeptisch bei pauschalen Empfehlungen, auf Kuhmilch zu verzichten. Auf Sardinien und manchen griechischen Inseln leben auffällig viele hundertjährige Menschen, die bemerkenswert gesund sind. Das führt man unter anderem auf die mediterrane Ernährung zurück, welche Milchprodukte vorwiegend in Form von Joghurt und Käse enthält. Fermentierte Milchprodukte wie Joghurt, Topfen, Buttermilch, Skyr und Käse haben eine positive Wirkung auf unser Darmmilieu und sind für viele von uns gut verträglich.

Abschließend möchte ich noch ergänzen, dass aktuell speziell bei Frauen Pflanzendrinks (wie beispielsweise Hafer- oder Mandeldrinks) hoch im Kurs sind. Diese enthalten mit Ausnahme von Sojadrinks kaum bis gar kein Eiweiß. Achte daher beim Konsum von Pflanzendrinks bewusst auf die Zufuhr von Eiweiß durch andere Quellen, um gut versorgt zu sein.

Biologische Wertigkeit

Nicht alle Lebensmittel werden vom menschlichen Körper gleich effizient verwertet. Daher spielt nicht nur die Menge, sondern auch die Qualität der zugeführten Eiweiße eine entscheidende Rolle.

Die biologische Wertigkeit ermöglicht es, festzustellen, wie effektiv ein Nahrungseiweiß in körpereigenes Protein umgewandelt werden kann. Durch die geschickte Kombination verschiedener Eiweißquellen lässt sich die biologische Wertigkeit und somit die Verfügbarkeit erhöhen. Dies wird in der Praxis bei der Herstellung von einigen Teigen angewendet, indem Getreide, Milch und Ei vermischt werden. Weitere Beispiele sind die Kombination von Ei und Kartoffeln, Joghurt und Haferflocken oder Brot und Käse.

Eiweißbedarf

Wie viel Eiweiß braucht man? Die aktuellen Empfehlungen gehen von mindestens 1–1,2 Gramm Eiweiß pro Kilogramm Körpergewicht pro Tag aus.

Das entspricht bei dir:

_______ kg Körpergewicht × 1–1,2 Gramm Eiweiß = _______ g Eiweiß pro Tag.

Am einfachsten lässt es sich mit sogenannten Eiweiß-Bausteinen berechnen, indem du deinen Tagesbedarf durch 10 dividierst.

Anhand von mir zeige ich dir ein Beispiel: Ich wiege 62 kg. Mein Eiweißbedarf liegt demnach bei 62–74 g Eiweiß pro Tag. Wenn ich das Ergebnis durch 10 dividiere, ergibt das täglich ungefähr 7 Eiweißbausteine.

Dein Bedarf:

_______ g Eiweiß pro Tag : 10 = etwa _______ Eiweißbausteine pro Tag.

Diesen täglichen Bedarf verteilst du am besten auf drei bis fünf Mahlzeiten.

Wie groß ist ein Eiweißbaustein? 1 Eiweißbaustein ist:

- 50 g Fleisch oder Fleischwaren (Schinken, Geselchtes, kalter Braten)
- 50 g Fisch
- 50 g Käse
- 100 g Frischkäse (Topfen, Mozzarella, Cottage Cheese, Skyr)
- 300 ml Milchprodukt (Joghurt, Milch, Buttermilch, Kefir)
- 1 großes Ei
- 100 g Tofu
- 300 ml Sojamilch oder Sojajoghurt natur
- 180 g gekochte Hülsenfrüchte (Linsen, Bohnen, Kichererbsen)
- 150 g Erbsen (tiefgekühlt oder aus der Dose)
- 80 g Edamame bzw. Sojabohnen (tiefgekühlt oder aus der Dose)

Was bedeutet das für die Praxis? Idealerweise beinhaltet bereits dein Frühstück Eiweiß. Das kann ein Müsli oder Porridge bestehend aus einem Milch- oder Sojaprodukt mit Haferflocken und Nüssen sein. Alternativ bietet sich ein Vollkornbrot mit einem Ei oder etwas Käse an. Bei Fisch und Fleisch kannst du 100 bis 150 Gramm (das entspricht der Größe deiner Hand) für deine Portion heranziehen. Für ein Omelette kannst du zwei Eier nehmen und mit einem Salat kannst du eine ganze Kugel Mozzarella genießen.

Wie bereits erwähnt, kommt Eiweiß bei uns Frauen oft zu kurz. Ergänzt du Nudeln mit Tomatensauce mit Parmesan, Schafkäse, Pecorino oder Gemüsereis mit Linsen, Erbsen und Pilzen, kommst du deinem Bedarf schon ein Stück näher.

Zum persönlichen Eiweißbedarf möchte ich gerne Folgendes ergänzen: Eine Frau mit 70 Kilogramm Körpergewicht kann ihren berechneten Eiweißbedarf gut mit dem Essen abdecken, darüber wird es mitunter schwierig. In meine Praxis kommen nicht selten Frauen, die bisher deutlich weniger an Eiweiß gegessen haben, als die Rechnung ergibt. Hier ergibt es wenig Sinn, den errechneten Bedarf auf Biegen und Brechen zu decken. Es ist ein guter Anfang, bewusst auf das Protein zu achten. Wenn eine Eiweißquelle fixer Bestandteil deiner Hauptmahlzeiten geworden ist, wirst du weniger Kohlenhydrate brauchen und ebenso zufrieden und satt sein. Kommt das Eiweiß bei einer Hauptmahlzeit dennoch einmal zu kurz, kannst du zwischendurch beispielsweise eine Buttermilch trinken oder ein Joghurt, Skyr oder Nüsse essen.

4.6 Das Universum der Fette

Lange Zeit wurde das Nahrungsfett als kritisch betrachtet, vor allem für Personen mit „Gewichtsproblemen“. Schließlich liefert ein Gramm Fett mit 9 Kalorien mehr als die doppelte Menge an Energie als die gleiche Menge Eiweiß oder Kohlenhydrate. Es galt lange der Satz: „Fett macht fett.“ Dieser Mythos hält sich bei manchen bis heute und mag zum Teil auch stimmen, aber eben nicht ganz. Nicht wenige von uns denken nach wie vor, dass Fett aus Nüssen, Avocados, Eiern oder einem hochwertigen Pflanzenöl auf der Hüfte – oder schlimmer – auf dem Bauch landet. Inzwischen ist bekannt, dass unser Körper die drei Makronährstoffe – also Eiweiß, Fett und Kohlenhydrate – unterschiedlich verstoffwechselt.

Gutes, hochwertiges Fett hat viele Vorteile für unsere Gesundheit:

- Fett ist ein wichtiger Baustein der Zellmembran, die jede Zelle unseres Körpers umgibt genauso wie eine Haut.
- Fett hilft uns bei der Aufnahme von lebenswichtigen fettlöslichen Vitaminen (A, D, E, K).
- Fett ist notwendig für die Produktion von lebenswichtigen Hormonen und anderen Botenstoffen.
- Fett verbleibt im Vergleich zu Kohlenhydraten länger im Magen und sorgt dafür, dass du länger satt bist.
- Fett sorgt für besseren Geschmack und mehr Zufriedenheit.

Das kleine Einmaleins der Fette

Fett ist nicht gleich Fett. Nach ihrer chemischen Grundstruktur unterscheidet man zwischen gesättigten, einfach ungesättigten und mehrfach ungesättigten Fettsäuren. Diese unterscheiden sich in ihren Eigenschaften.

Einen hohen Anteil an ***gesättigten Fettsäuren*** haben Öle wie Kokosöl, Palmöl, Butterschmalz bzw. Ghee, Butter und Schweineschmalz sowie tierische Lebensmittel wie Milch und Milchprodukte, Fleisch- und Wurstwaren. Gesättigte Fettsäuren haben nach wie vor keinen sonderlich guten Ruf und galten jahrelang als die Bösewichte unter den Fetten.

Hier gilt es, etwas genauer hinzusehen. Manche der gesättigten Fettsäuren wirken sich ungünstig auf die Cholesterinwerte im Blut aus, andere wiederum sind neutral, wie vor allem die Fette von Milchprodukten. Daher kannst du Käse, Milch und Joghurt in natürlicher Fettstufe ohne Bedenken genießen.

Apropos Cholesterin: Cholesterin ist ein wesentlicher Baustein der Zellmembran und ist auch notwendig, um unsere Sexualhormone wie das Östrogen herzustellen. Da Cholesterin lebensnotwendig ist, wird es zum Großteil (90 %) in der Leber gebildet. Das Cholesterin im Ei beispielsweise hat also keinen bedeutenden Zusammenhang mit dem Cholesterin im Blut.

Kritisch werden die gesättigten Fettsäuren dann, wenn sie regelmäßig in Form von fettreichem Fleisch oder Wurst und in Kombination mit schnell verfügbaren Kohlenhydraten gegessen werden. Das ist der Fall bei Fastfood wie Burgern, Hotdogs und auch bei Süßigkeiten (darin steckt oft Palmöl), Knabbereien, Pommes & Co.

Der Vorteil der gesättigten Fettsäuren liegt in ihrer Stabilität und darin, dass sie sich hoch erhitzen lassen. Wenn es in der Küche einmal heiß hergeht, spricht nichts gegen den Einsatz von Butterschmalz, Ghee, Kokosöl oder Schweineschmalz. Diese Fette sollten dennoch der heißen Küche vorbehalten sein und nicht regelmäßig verwendet werden.

Fette, um die du einen großen Bogen machen solltest, sind die sogenannten Transfettsäuren (TFA). Diese entstehen bei dem industriellen Prozess, Pflanzenöle zu härten, und auch beim hohen Erhitzen von Ölen. ***Transfettsäuren*** befeuern Entzündungen, fördern die Arterienverkalkung und die Insulinresistenz. TFA schlummern in Backwaren, Snacks und Fertiggerichten.

Einfach ungesättigte Fettsäuren – dazu zählt vorwiegend die Olsäure – haben enorme Vorteile für deine Gesundheit, vor allem für dein Herz-Kreislauf-System. Zu ihren Vertretern zählen das native Olivenöl und auch die Fette in Avocados und Nüssen. Daher hat sich die mediterrane Ernährung, in der mit Olivenöl nicht gespart wird, weltweit als Empfehlung von Herzspezialisten durchgesetzt.

Vorhang auf heißt es auch für die ***Omega-3-Fettsäuren***. Sie wirken entzündungshemmend, sorgen für eine reibungslose Funktion des Herz-Kreislauf-Systems und fördern die Sehkraft sowie die Hirnfunktion.

Omega-3-Fettsäuren findest du in pflanzlichen Quellen wie Leinsamen, Chiasamen, Hanfsamen und Nüssen sowie in daraus gewonnenen Ölen. Heimischer Spitzenreiter ist das Leinöl (fast 60 %). Nennenswerte Mengen finden sich auch in Hanf-, Nuss- oder Rapsöl.

Leider reicht es nicht aus, Omega-3-Fettsäuren ausschließlich aus pflanzlichen Lebensmitteln zu beziehen. Du benötigst darüber hinaus DHA (Docosahexaensäure) und EPA (Eicosapentaensäure), welche du aus fettem Kaltwasserfisch wie beispielsweise Wildlachs, Hering, Sardelle und aus Algen beziehen kannst. Kleine Mengen an Omega-3-Fettsäuren finden sich in Wild, Fleisch und Milch von Weidetieren sowie in Freilandeiern.

Omega-6-Fettsäuren gelten als entzündungsfördernd und sind daher die Fette der zweiten Wahl. Sie finden sich in vielen Pflanzenölen (wobei in Ölen immer eine Mischung von verschiedenen Fettsäuren enthalten ist). Die entzündungsfördernde Arachidonsäure findest du in Fleisch- und Wurstwaren. Ja, auch Wurst liefert Omega-6-Fettsäuren, und das gar nicht wenig. Doch Vorsicht, keine überhasteten Vorurteile! Omega-6-Fettsäuren sind nicht per se „böse", die Balance entscheidet. In Österreich und in Deutschland liegt die Zufuhr von Omega-6-Fettsäuren um ein Vielfaches höher als die der Omega-3-Fettsäuren. Es lohnt sich, am Verhältnis der beiden zueinander zu arbeiten.

Fette Lebensmittel im Porträt

Einige Fette und Öle möchte ich besonders hervorheben:

Algenöl

Die allgemeine Empfehlung, mehr Fisch zu essen, hat einen Haken. Unsere Meere gelten als belastet und überfischt und bei herkömmlichen Zuchtfarmen gibt es kaum Informationen über Futtermittel und Antibiotikaeinsatz. Willst du aus ökologischen Gründen auf Meerwasserfisch verzichten, bietet Algenöl eine gute Alternative für die Zufuhr von DHA und EPA. Hierfür werden Algen unter kontrollierten Bedingungen in einem „künstlichen Meerwasser" gezüchtet. Das daraus gewonnene Öl ist vegan. Natürlich lohnt es sich auch hier, beim Kauf auf eine umweltschonende Herkunft zu achten.

Erhältlich ist Algenöl in Kapseln oder als Öl. Da Omega-3-Fettsäuren sehr leicht oxidieren und dadurch ranzig werden, ist es wichtig, dass diese Öle richtig (also dunkel und am besten kühl) und nicht zu lange gelagert werden. Ein ranziges Öl hat seine gute Wirkung verloren.

Avocado

Die Avocado ist eine hervorragende Quelle für einfach ungesättigte Fettsäuren sowie für Vitamine und Mineralstoffe und erfreut sich großer Beliebtheit. Sie bereichert viele Speisen wie Salate und Aufstriche durch ihren angenehm nussigen Geschmack. Trotz ihres hohen Fettgehaltes ist sie leicht verdaulich und gerade durch den hohen Fettgehalt macht sie gut satt.

Einzige Makel sind der hohe Wasserverbrauch beim Anbau und die langen Transportwege.

Butter

Butter ist trotz ihres hohen Gehalts an gesättigten Fettsäuren besser als ihr Ruf. Wenn sie von auf Weiden gehaltenen Tieren stammt, weist sie ein besseres Fettsäureprofil auf (enthält geringe Mengen an Omega-3-Fettsäuren). Dennoch bleibt die Menge entscheidend. Zentimeterdick auf das Brot gestrichen, ist und bleibt sie zu viel des Guten.

Leinsamen und Leinöl

Leinöl wurde schon von Hildegard von Bingen (1098–1179) und Paracelsus (1494–1541) als Heilmittel eingesetzt. Lange Zeit hatten viele Bauern ein Feld mit Lein vor der Haustür, Leinöl war somit ein naturbelassenes Grundnahrungsmittel. Heute führt es für die breite Masse ein Schattendasein. Der Grund scheint simpel: Leinöl ist eine sensible Mimose, die nicht lange haltbar ist und bald ranzig wird. Deshalb ist es für viele uninteressant. Ich möchte gerne sein Image aufpolieren. Leinöl ist beim Gehalt an Omega-3-Fettsäuren der Spitzenreiter unter den pflanzlichen Ölen. Damit es frisch bleibt, ist es wichtig, dass es im Kühlschrank aufbewahrt und rasch aufgebraucht wird. Frisches Leinöl schmeckt angenehm nussig und mild und bereichert Müsli, Topfencremes, Suppen oder Salate. Geöffnet ist Leinöl circa zwei bis sechs Wochen haltbar.

Leinsamen punktet zusätzlich durch seine Ballaststoffe. Zudem enthält er sogenannte Lignane, das sind Phytoöstrogene. Ein Esslöffel Leinsamen pro Tag ist ein wertvoller Beitrag für deine Gesundheit.

Oliven und Olivenöl

Olivenöl ist mehr als nur ein „gutes Fett". Oliven und das daraus gewonnene Öl sind durch die darin enthaltenen Polyphenole (das sind sekundäre Pflanzenstoffe) antioxidative Kraftbündel. Als „Gold des Südens" ist Olivenöl mit ein Grund, warum die Menschen in manchen südlichen Ländern besonders alt und vor allem gesund alt werden. Es wirkt stark entzündungshemmend. Olivenöl ist beim Erhitzen sehr stabil und eignet sich hervorragend zum Braten. Auch für Salate kann man es gut verwenden. Meines Erachtens sollte ein gutes natives Olivenöl extra in keiner Küche fehlen.

Nüsse, Mandeln, Samen und Kerne

Was die Zusammensetzung der Fettsäuren anbelangt, haben Walnüsse, Haselnüsse und Mandeln die Nase vorne. Die vielen gesundheitlichen Vorteile von Nüssen kannst du in Kapitel 4.4 nachlesen.

Fette in der Praxis

Hier findest du einige Tipps, wie du Fette, Öle & Co in deinem Alltag einsetzen kannst:

- Du kannst Butter als Streichfett verwenden. Die Menge macht's aus.
- Für das sanfte Braten in der Pfanne eignen sich Rapsöl und Olivenöl am besten.
- Leinöl, Hanföl, Walnussöl, Olivenöl und Rapsöl sind perfekt für die kalte Küche.
- Bei hoher Hitze kannst du High-Oleic-Sonnenblumenöl oder ein Öl mit einem hohen Anteil an gesättigten Fettsäuren verwenden.
- Nüsse, Samen und Kerne bereichern deinen Speiseplan. Du kannst beim kleinen Hunger zu einem Nussmix greifen oder dein Porridge mit Nüssen, Samen oder einem Nussmus aufwerten. Ich verwende Kürbiskerne oder Sonnenblumenkerne gerne als Suppeneinlage für Cremesuppen.
- Mit zwei Portionen Meeresfisch (Lachs, Hering oder Makrele) pro Woche sorgst du für eine ausreichende Aufnahme von Omega-3-Fettsäuren. Wählst du aus ökologischen Gründen heimische Fische, kannst du deinen Bedarf mit Algenöl oder hochwertigen Fischölkapseln decken.

4.7 Kohlenhydrate

Wahrscheinlich bist du, genau wie ich, in einer Zeit aufgewachsen, in der Kohlenhydrate in der Ernährung einen anderen Stellenwert hatten, als dies heute der Fall ist. In meiner Jugendzeit lautete die Devise: „Mach die Beilage zur Hauptspeise." Während Eiweiß und Gemüse oft auf der Strecke bleiben, stehen Kohlenhydrate bei vielen Frauen nach wie vor hoch im Kurs. Ich persönlich kenne keine einzige Frau, die nicht gerne Nudeln, Reis & Co isst. Derzeit werden Kohlenhydrate aber als Dickmacher schlechthin betrachtet. Stimmt das wirklich?

Erlaube mir, mit ein paar theoretischen Hintergrundinformationen zu beginnen: Kohlenhydrate dienen als Energielieferanten, sie sind sozusagen unser Brennstoff. Sie versorgen unsere Muskeln schnell mit Energie, die wir bei körperlicher Aktivität und Sport benötigen. Auch unser Gehirn schätzt die Glukose (das ist ein Einfachzucker, welcher in Traubenzucker, Haushaltszucker und auch in Stärke enthalten ist). So weit, so gut. Doch was geschieht, wenn wir mehr Kohlenhydrate konsumieren, als wir verbrennen können? Der überschüssige Zucker kommt dann in ein Depot – und zwar in Form von Körperfett.

Insbesondere durch den Abfall von Östrogen in der Perimenopause werden Frauen anfälliger für Blutzuckerschwankungen und die Entwicklung von Typ-2-Diabetes, wenn sie zu viele Kohlenhydrate zu sich nehmen.

Kohlenhydrate finden sich hauptsächlich in Brot, Backwaren, Nudeln, Reis, Kartoffeln, Cerealien (wie Getreidekörnern und Müsli), Hülsenfrüchten, Milchprodukten mit Früchten, Süßigkeiten und Obst. Einige dieser Lebensmittel können den Blutzuckerspiegel rasant in die Höhe schnellen lassen, während andere einen eher schrittweisen Anstieg bewirken. Dies hat Auswirkungen auf die Leistungsfähigkeit, den Energiepegel, das Gewicht, das Sättigungsgefühl und das Auftreten von Heißhunger.

Es gibt im Wesentlichen *drei Hauptarten* von Kohlenhydraten:

- Zucker
- Stärke
- Ballaststoffe

Da *Zucker* nicht verdaut werden muss, steht er sofort zur Verfügung. Der Blutzucker steigt innerhalb kurzer Zeit stark an und fällt rapide wieder ab.

Ähnlich ist das bei *Stärke* in Kartoffeln, Reis und Getreide, vor allem dann, wenn diese auf nüchternen Magen gegessen werden. Stärke wird im Dünndarm in ihre Einzelbestandteile zerlegt und gelangt ebenfalls rasch ins Blut.

Eine Sonderform ist die sogenannte *resistente Stärke*. Sie ist zum Beispiel in unreifen Bananen enthalten. Zudem entsteht sie, wenn Lebensmittel wie Kartoffeln oder Getreide gekocht werden und anschließend abkühlen. Durch den Abkühlungsprozess bilden sich nach ungefähr 12 Stunden kristalline Strukturen, die von den Verdauungsenzymen im Dünndarm nicht abgebaut werden können. Sie gelangen unverdaut in den Dickdarm und dienen dort als Nahrung für die erwünschten Darmbakterien. Etwa 10–15 % der Stärke können auf diese Weise umgewandelt werden. Das mag zwar nicht nach viel klingen, hat jedoch einen positiven Effekt auf das Darmmikrobiom und den Blutzuckerspiegel, welcher dadurch langsamer ansteigt.

Wie kannst du resistente Stärke in deine Ernährung integrieren? Wenn du gerne eine noch grünliche Banane magst, greif zu! Ich persönlich bereite, wenn es Kartoffeln, Nudeln, Reis und Co gibt, gerne eine größere Portion zu. Die nicht sofort benötigte Menge kommt dann in den Kühlschrank und wird am nächsten Tag für eine andere Speise verwendet. So schlage ich zwei Fliegen mit einer Klappe: Ich habe für den nächsten Tag bereits vorgekocht (Stichwort Meal Prep) und nutze gleichzeitig den Effekt der resistenten Stärke.

Über *Ballaststoffe* hast du schon in Kapitel 4.4 einiges erfahren. Sie gelangen wie die resistente Stärke unverdaut in den Dickdarm.

Lass uns zum besseren Verständnis ein Getreidekorn genauer betrachten:

Ein Getreidekorn, sei es Weizen, Roggen, Hafer, Dinkel oder Reis, besteht aus mehreren Schichten. Vereinfacht ausgedrückt, gliedert es sich in eine äußere Schale, den Mehlkörper und den Keimling. In der Schale befinden sich Mineralstoffe und Ballaststoffe. Der Keimling ist verantwortlich dafür, dass aus dem Korn eine neue Pflanze entsteht, wenn es in die Erde gesetzt wird. Somit sind alle essenziellen Stoffe wie Vitamine, Eiweiß und gesundes Fett im Keimling enthalten. Der Mehlkörper liefert die Stärke und verleiht besonders hellem Weizen- und Dinkelgebäck seine luftige Beschaffenheit.

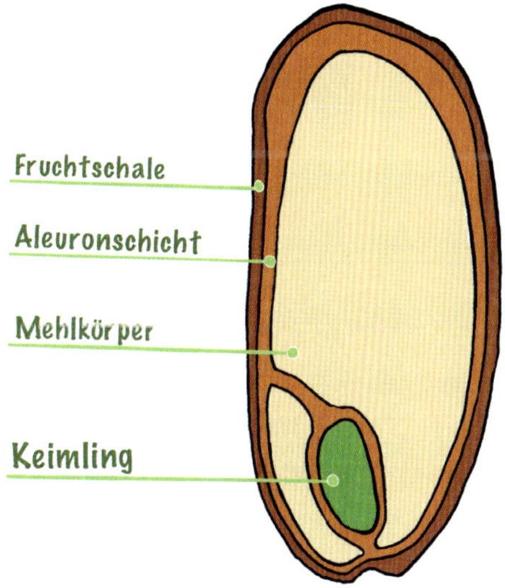

Was macht den Unterschied zwischen Vollkorn- und Weißgebäck aus? Beim Vollkornbrot wird das gesamte Korn verwendet, während beim Weißgebäck lediglich der Mehlkörper zum Einsatz kommt. Dir ist bestimmt schon aufgefallen, dass du Vollkornbrot intensiver kaust als Weißgebäck. Vollkornbrot mit ganzen Körnern verweilt länger im Magen, bevor es in kleineren Portionen an den Dünndarm abgegeben wird. Dies führt zu einem langsameren Anstieg des Blutzuckerspiegels und einer länger anhaltenden Sättigung. Die Ballaststoffe gelangen weiter in den Dickdarm, wo sie als eine Art „Putztrupp" dienen. Darüber hinaus liefern der Keimling und die Samenschale zusätzliches Eiweiß, Vitamine und Mineralstoffe.

Ein Baguette oder eine Semmel (Brötchen) hat eine herrlich luftige Konsistenz. Weil man sie nicht lange kauen muss, besteht die Versuchung, mehr zu essen als bei einem Vollkornbrot. Der Magen gibt die vorverdaute Semmel rasch an den Dünndarm weiter. Die darin enthaltene Stärke wird innerhalb kurzer Zeit in Glukose aufgespalten, welche rasch ins Blut aufgenommen wird. Daraufhin schüttet die Bauchspeicheldrüse eifrig Insulin aus, um den Zucker in die Zellen zu befördern. Der Blutzuckerspiegel sinkt wieder und das nächste Hungergefühl lässt nicht lange auf sich warten.

Wenn im Gebäck zusätzlich Zucker enthalten ist, wie in Kuchen oder Feingebäck, oder wenn du Säfte und Smoothies genießt oder gerne naschst, befinden sich deine Blutzuckerwerte auf einer regelrechten Achterbahnfahrt. Es macht eben einen enormen Unterschied, in welcher Form du Kohlenhydrate zu dir nimmst.

Es gibt Kohlenhydrate, die ins Blut …	
… schießen	→ Traubenzucker, Zucker, Honig, Marmelade/Konfitüre → Süßigkeiten, Mehlspeisen → gezuckerte Getränke: Limonaden, Verdünnungssäfte, Fruchtsäfte → gesüßte Kompotte → Trockenobst (Rosinen, Dörrpflaumen, …) → Fruchtjoghurt, Fruchtmolke → Kuchen und Feingebäck, Striezel, Kipferl, …
… fließen	→ Obst → Kartoffeln → helles Brot und Gebäck → Nudeln, Reis
… sickern	→ grob geschrotetes Vollkornbrot → grob geschrotetes Eiweißbrot → Haferflocken → Vollkornnudeln al dente → Nudeln mit reduziertem Kohlenhydratanteil (z. B. Linsennudeln) → Buchweizen, Amaranth, Quinoa

Wenn du feststellst, dass deine Lieblingsjeans allmählich zu eng werden, obwohl sich an deiner Ernährung nichts geändert hat, könnte es lohnenswert sein, einen genaueren Blick auf die Art und Menge der Kohlenhydrate zu werfen, die du regelmäßig konsumierst. Dies ist in den Wechseljahren besonders relevant, da mit nachlassender Östrogenwirkung die Tendenz zu einem Anstieg des Blutzuckers besteht, es sei denn, du machst ausreichend Bewegung.

Keine Sorge, du musst Kohlenhydrate nicht vom Speiseplan streichen, auch nicht abends. Sie haben nämlich eine bedeutende Rolle beim Thema Schlaf. Komplexe Kohlenhydrate wie Vollkornbrot, Vollkornnudeln, Kartoffeln oder auch Nüsse unterstützen die Produktion von Serotonin, unserem Wohlfühlhormon. Serotonin wirkt dem Stresshormon Cortisol entgegen, fördert die Entspannung und trägt als Vorläufer des Schlafhormons Melatonin zu einer besseren Schlafqualität bei.

Kohlenhydrate in der Praxis

Mir ist wichtig zu erwähnen, dass du Kohlenhydrate auch in den Wechseljahren essen darfst. Du darfst dir weiterhin Obst, Brot, Nudeln, Reis und Kartoffeln schmecken lassen, du darfst auch etwas Süßes genießen.

Um dir hinkünftig die Auswahl an Lebensmitteln zu erleichtern, möchte ich auf die beiden Kategorien stärkehaltige Lebensmittel und Zucker näher eingehen.

Stärkereiche Lebensmittel

Getreide und Brot:

- Dunkles Gebäck ist nicht automatisch Vollkorngebäck. Hinter scheinbaren Vollkornbackwaren verstecken sich häufig Weißmehlprodukte, welchen mit allerlei Hilfsmitteln (z. B. Malz) zu einem „gesünderen“ Image verholfen wird. „Vitalweckerl“ (Vitalbrötchen) oder „Kornspitz“ sind selten Vollkornprodukte. Die Zutatenliste gibt Aufschluss – es lohnt sich, einen Blick darauf zu werfen. Der Grund für die Täuschung ist klar: Vollkorngebäck erreicht nie die fluffige Konsistenz von Weißgebäck, die gerade bei Kleingebäck in der Regel erwünscht ist. Schließlich möchte die Bäckerin ihre Ware verkaufen. Du kannst „gefärbtes“ Gebäck, das mit Leinsamen, Sonnenblumenkernen und Co bestreut ist, ernährungsphysiologisch bereichern, indem du Eiweiß und Gemüse dazu isst.
- Eher gibt die Konsistenz des Brotes Hinweis auf die verwendeten Zutaten. Je fester und kompakter das Brot ist, umso wahrscheinlicher handelt es sich um volles Korn.
- Vollkornbrote und Brote mit Körnern, die gequetscht oder geschrotet wurden, lassen den Blutzucker deutlich langsamer ansteigen und halten länger satt. Durch das längere Kauen isst du automatisch weniger.
- Es muss nicht 100 % Vollkorn sein, auch wenn alle gesundheitlichen Fakten dafür sprechen. Schließlich ist es auch wichtig, dass es dir schmeckt. Ich beispielsweise mische Weißmehl mit Vollkornmehl im Verhältnis 1:1, wenn ich einen Teig zubereite.

- → Roggenbrot wirkt durch den Sauerteig und die lange Brotführung (das ist der Zeitraum zwischen der Herstellung des Brotteiges und dem Backen) günstiger auf den Blutzuckerspiegel. Echtes Roggen-Sauerteigbrot oder Bauernbrot ist eine gute Wahl.
- → Hafer ist ein absoluter Alleskönner. Er ist leicht bekömmlich und enthält viele lösliche Ballaststoffe für deinen Dickdarm. Wie wär's mit Müsli oder Porridge zum Frühstück? Du kannst bei Gemüselaibchen oder selbst gemachten Semmelknödeln einen kleinen Teil der Semmelbrösel durch Hafermark oder Haferkleie ersetzen.
- → Bei Vollkornprodukten ist es wichtig, dass du ausreichend trinkst, damit sie im Körper gut quellen können. Ansonsten kann es zu Verstopfung kommen.

Reis:

- → Je bissfester und naturbelassener das Reiskorn ist, desto geringer ist die Wirkung auf den Blutzuckeranstieg.
- → Kannst du dich mit dem Geschmack von Vollkornreis nicht anfreunden, probiere Dinkelreis oder Buchweizen als Beilage. Auch Parboiled-Reis ist eine Alternative. Dieser Reis ist zwar geschält, durch ein spezielles Aufbereitungsverfahren enthält er aber mehr Vitamine und Mineralstoffe als herkömmlicher Reis.
- → Reis vom Vortag enthält resistente Stärke.
- → Du isst gerne Curry mit Reis und auch Linsen? Du kannst die Hälfte des Reises durch Linsen (auch aus der Dose) ersetzen. Das schmeckt vergleichbar und du wertest automatisch dein Gericht auf.

Nudeln und Pasta:

- → Aus gesundheitlicher Sicht haben Vollkornnudeln und Teigwaren aus Linsen oder Kichererbsen die Nase vorn. Besonders Zweitere haben einen höheren Eiweißgehalt und lassen den Blutzucker weniger und auch langsamer ansteigen.
- → Du kannst auch weiße Nudeln mit Vollkornnudeln oder Linsennudeln mischen.
- → Wenn du dich nicht mit Vollkornnudeln anfreunden kannst, nimm die herkömmliche Variante. Selbst weiße Nudeln kann man durch eine Sauce oder einen Salat gut aufwerten.

- Perfekt gekochte Nudeln haben im Idealfall noch Biss. Pasta ist dann al dente, wenn sie aus dem Wasser genommen noch eine Spur zu hart ist. Bis die Nudeln abgeschreckt oder mit Soße vermischt sind, ziehen sie meist noch nach.
- Spaghetti und Röhrennudeln (wie Penne oder Makkaroni) verweilen länger im Magen als Bandnudeln oder Fleckerln. Das liegt an der Art der Herstellung.

Kartoffeln:

- Kartoffeln sind schnell verdaut und lassen den Blutzucker rasch ansteigen. Andererseits enthalten sie hochwertiges Eiweiß und ich möchte sie daher nicht aus der Küche verbannen. Schließlich sind Kartoffeln eine willkommene Abwechslung in deinem Speiseplan.
- Du kannst die resistente Stärke der Kartoffeln nutzen, indem du eine größere Menge kochst und die Kartoffeln, die du nicht direkt benötigst, geschält und zugedeckt im Kühlschrank aufbewahrst. Am nächsten Tag kannst du sie in einem Pfannengericht als Kohlenhydratbeilage verwenden.
- Kartoffelsalat kann man mit reichlich gehobelter Salatgurke, Radieschen oder Feldsalat strecken. Das verbessert nicht nur die Optik, sondern reduziert auch den Blutzuckeranstieg nach dem Essen.

Zucker

Die Herausforderung unserer Zeit liegt im hohen Konsum von Zucker in Verbindung mit zu wenig Bewegung. Die Weltgesundheitsorganisation (WHO) empfiehlt eine maximale Zufuhr von 25 Gramm Zucker pro Tag. Tatsächlich konsumiert die durchschnittliche Österreicherin etwa 80 Gramm pro Tag, also mehr als das Dreifache der empfohlenen Menge. In Deutschland sieht es ähnlich aus. Um dies zu verdeutlichen: Das entspricht etwa 22 Stück Würfelzucker à 4 Gramm. Eine beachtliche Menge, wenn du mich fragst.

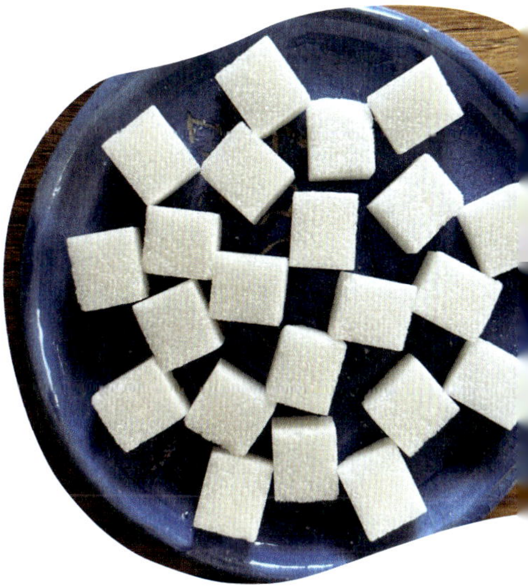

Es gibt mehrere Arten von Zucker. Wenn ich in diesem Buch das Wort „Zucker" erwähne, so meine ich Saccharose, den Haushaltszucker (Rohr- bzw. Rübenzucker). Saccharose ist ein Zweifachzucker, welcher aus einem Molekül Glukose und einem Molekül Fruktose aufgebaut ist. 50 % des Haushaltszuckers bestehen also aus Fruktose. Während der Körper Glukose direkt nutzen kann, muss Fruktose in der Leber umgewandelt werden. Wie du später noch lesen wirst, ist die Leber ein wahres Multitasking-Organ. Wird sie jedoch ständig mit Zucker „geflutet", kann das zu Fettleber, Insulinresistenz, erhöhten Triglyceridwerten (das ist ein Cholesterinwert) und zu einer Störung der Hormonbalance führen.

Das ist uns möglicherweise gar nicht bewusst, da Zucker einerseits in zahlreichen Speisen enthalten ist und Essen auf der anderen Seite sehr oft unbewusst abläuft. Hand aufs Herz – wie oft greifst du nach etwas Süßem, einfach weil es in deinem Blickfeld ist und dich dadurch verführt oder weil du dich gerade gestresst fühlst oder frustriert bist?

Dass Zucker den Blutzucker auf eine Achterbahnfahrt schickt, ist bereits bekannt. Dadurch entsteht schnell das Verlangen nach mehr. Zucker selbst macht zwar nicht direkt süchtig, aber wenn du ständig das Bedürfnis nach Süßem verspürst, ist das ein Zeichen dafür, dass etwas in Schieflage geraten ist. Zudem hat Zucker weitere negative Auswirkungen: Er schadet den Zähnen, beeinträchtigt das Darmmikrobiom, fördert Knochenschwund und trägt zur Entstehung von Übergewicht, Diabetes Typ 2, Herz-Kreislauf-Erkrankungen, Fettleber und stillen Entzündungen im Körper bei.

Trotz des vorhandenen Wissens feiert Zucker seit Jahrzehnten einen triumphalen Siegeszug. Es gibt kaum Menschen, die nicht gerne naschen. Unsere Vorliebe für süße Speisen wird uns quasi in die Wiege gelegt und hat über Jahrhunderte hinweg unser Überleben gesichert. Süße Speisen schaffen wunderbare Momente; schon der Anblick von Süßem aktiviert das sogenannte Belohnungszentrum im Gehirn. Der Genuss einer hochwertigen Schokolade versetzt uns in einen Moment purer Glückseligkeit. Es ist daher kein Wunder, dass viele Menschen dem süßen Verlangen nur schwer widerstehen können.

Gerade bei Süßem lohnt es sich, eine Differenzierung vorzunehmen. Ich bin überzeugt, dass es zuckerreiche Lebensmittel gibt, auf die du mit deinem aktuellen Wissen ohne große Mühe verzichten kannst, während es andere gibt, die dir wirklich wichtig sind. Viele unserer täglichen Handlungen erfolgen automatisch, ohne dass wir ständig darüber nachdenken müssen. Das gilt sowohl für unsere Morgenroutine als auch für das Autofahren und natürlich auch für das Essen. Im Laufe eines Tages treffen wir schließlich bis zu 20.000 Entscheidungen – bei einer so großen Anzahl müssen die meisten davon automatisiert ablaufen.

Tipps zum Reduzieren von Zucker

Ich möchte dir zwei Möglichkeiten vorstellen, wie du deinen Zuckerkonsum reduzieren kannst. Du kannst entweder Schritt für Schritt vorgehen oder du verzichtest für etwa drei Wochen weitgehend auf Zucker und führst ihn danach bewusst mit Genuss wieder ein.

Variante 1 – Schritt für Schritt:

Der einfachste Weg besteht darin, alles, was du isst und trinkst, über 4–7 Tage in einem Tagebuch festzuhalten. Dies ermöglicht es dir, einen umfassenden Überblick zu gewinnen. Nach dieser Zeitspanne markierst du die Quellen deines Zuckerkonsums und erfährst somit die Ist-Situation. Basierend darauf kannst du entscheiden, wie du weiter vorgehen möchtest. Befindest du dich bereits auf einem guten Weg oder möchtest du Verbesserungen vornehmen? Womit möchtest du starten? Es ist ratsam, mit einfachen Maßnahmen zu beginnen, die dir nicht schwerfallen. Auf diese Weise sicherst du dir einen Erfolg und findest es einfacher, am Ball zu bleiben. Bei der Reduktion von Zucker geht es nicht zwangsläufig um vollständigen Verzicht, sondern vielmehr um das bewusste Wahrnehmen. Achte darauf, mit welchem Frühstück du in den Tag startest, und halte gesunde Alternativen wie Nüsse und Joghurt für den kleinen Hunger griffbereit. Dadurch wirst du wahrscheinlich weniger in Versuchung geraten, zu süßen Snacks zu greifen. Im Gegenzug kannst du Schokolade zum Nachmittagskaffee bewusst und in vollen Zügen genießen, wenn das für dich wichtig ist.

Variante 2 – Zuckerverzicht für eine bestimmte Zeit:

Für manche Menschen ist es einfacher, für einen bestimmten Zeitraum (ca. 3 Wochen) weitgehend auf Zucker zu verzichten. Um den Verzicht besser zu strukturieren, kann es hilfreich sein, ihn in zwei Etappen aufzuteilen. In Phase 1 (Tag 1–10) konzentrierst du dich darauf, Kaffee und Tee nicht zu süßen und kalorienfreie Getränke zu wählen. In Phase 2 (ab Tag 11) vermeidest du den Kauf von Lebensmitteln mit zugesetztem Zucker und verzichtest auf Kuchen und andere Süßigkeiten. Die Anfangsphase kann herausfordernd sein, aber nach der von dir festgelegten Frist sollte dein Verlangen nach Süßem merklich abnehmen, und du kannst im Anschluss wieder bewusst genießen.

Mein Mann verzichtet jedes Jahr für einige Wochen auf Süßigkeiten, und ihm gelingt es mit wenigen Ausnahmen vergleichsweise leicht. Im Gegensatz dazu empfinde ich allein bei dem Gedanken an Verzicht Stress und fühle mich bei Variante 1 besser aufgehoben.

Versteckte Zuckerquellen

Es gibt einige Lebensmittel, bei denen du nicht sofort an Zucker denkst. Da wir die meiste Zeit essen und trinken, ohne groß darüber nachzudenken, möchte ich dir aufzeigen, welche versteckten Zuckerquellen es gibt:

- **Mineralwasser mit Geschmack (Wellnessgetränke):** Die Zutatenliste gibt Aufschluss über den Zuckergehalt.
- **Fertige Kaffeedrinks**
- **Fruchtsaft:** In 250 ml Fruchtsaft verstecken sich fünf Würfelzucker. Der Zucker aus Fruchtsäften und Erfrischungsgetränken gelangt besonders schnell ins Blut. Ähnlich verhält es sich mit Smoothies. Nie würdest du dieselbe Menge Obst, die sie enthalten, auf einmal essen, getrunken ist ein Smoothie aber schnell weg.
- **Marmelade, Honig, Ahornsirup, Agavendicksaft**
- **Fruchtjoghurts, Trinkjoghurts, Trinkmolke, Pudding:** Ein Blick auf die Nährstofftabelle beim Einkaufen lohnt sich. Zucker steht nicht selten an zweiter Stelle auf der Zutatenliste. Ein Würfelzucker wiegt 4 Gramm.

- **Müsli:** Es gibt erhebliche Unterschiede in Bezug auf den Zuckergehalt. Ein Blick auf die Zutatenliste ist ratsam.
- **Müsliriegel**
- **Fertigprodukte:** In vielen Fertigprodukten wird Zucker verwendet, da er die Haltbarkeit verlängert, kostengünstig ist und den Geschmack verbessert. Je weiter vorne Zucker in der Zutatenliste steht, desto mehr ist enthalten.
- **Andere Zuckerarten oder Süßungsmittel:** Um Zucker weiter hinten in der Zutatenliste zu platzieren, werden verschiedene Zuckerarten oder Süßungsmittel eingesetzt. Beispiele dafür sind Namen mit der Endung: -ose (Dextrose), -sirup (Ahornsirup), -zucker (Malzzucker), -süße (Fruchtsüße).
- **Essiggemüse** wie Rote-Rüben-Salat oder Essiggurken: Hier können wir ruhig die Kirche im Dorf lassen. Der Zucker in Essiggemüse dient der Haltbarmachung und verbessert den Geschmack.

Und dann gibt es noch eine Lebensmittelgruppe, bei der es ganz eindeutig ist, dass sie Zucker enthält. Obwohl dir das bereits bewusst ist, möchte ich der Vollständigkeit halber dennoch einige Beispiele nennen:

- Kekse
- Kuchen
- Torten
- Gummizeug
- Schokolade

Diese Artikel gehören eindeutig zur Kategorie „Genussmittel“, und die Liste könnte noch weiter fortgesetzt werden. In Kapitel 4.10 findest du einige Anregungen zum genussvollen Umgang mit Gelüsten nach Süßem, Salzigem und anderem.

„Verpacke“ Kohlenhydrate geschickt

Nicht nur die Art der Kohlenhydrate, sondern auch die Zusammenstellung deiner Mahlzeit beeinflussen die Wirkung auf deinen Blutzuckerspiegel und deine Sättigung maßgeblich.

Wenn du beispielsweise einen Apfel auf nüchternen Magen isst, steigt dein Blutzucker schneller an, als wenn du ihn in ein Müsli mit Haferflocken, Joghurt und Nüssen „verpackt“ genießt. Eine Vorspeise in Form eines Salats oder einer Gemüsesuppe sorgt dafür, dass bereits etwas im Magen ist, wodurch die Kohlenhydrate der Hauptspeise länger dort verweilen können.

4.8 Alkohol und Kaffee

Während der Prä- oder Perimenopause kann es vorkommen, dass du eine verminderte Verträglichkeit gegenüber Kaffee oder Alkohol erlebst. Beide Substanzen haben außerdem das Potenzial, deinen Schlaf zu beeinträchtigen.

Obwohl Alkohol zunächst dabei helfen kann, schneller einzuschlafen, kann er deine Schlafarchitektur stören. Es kommt zu einer Zunahme von leichten Schlafphasen und einer Verringerung der Tiefschlafphasen.

Die anregende Wirkung von Koffein kann bis zu acht Stunden anhalten. Daher ist es möglich, dass ein Nachmittagskaffee das Einschlafen erschwert. Achte daher darauf, dass du deinen Kaffee nicht zu spät trinkst. Koffein ist auch in Schwarztee, Grüntee, Oolong-Tee, dunkler Schokolade, Energydrinks, Cola und einigen Medikamenten enthalten. Als Alternative zu Kaffee bietet sich entkoffeinierter Kaffee oder Lupinenkaffee an.

4.9 Kritische Nährstoffe in den Wechseljahren

Sowohl unter den Ärztinnen und Heilpraktikerinnen als auch unter den Ernährungswissenschaftlerinnen herrscht seit Jahrzehnten große Uneinigkeit, was die orthomolekulare Medizin anbelangt. Die orthomolekulare Medizin behandelt Krankheiten und beugt ihnen vor, indem sie gezielt Vitamine, Mineralstoffe und andere essenzielle Nährstoffe in optimalen Mengen verabreicht. Während die einen meinen, dass wir mit einer ausgewogenen und abwechslungsreichen Ernährung gut mit allen Nährstoffen versorgt sind, behaupten die anderen, dass mit einer sinnvollen Nahrungsergänzung vielen Krankheiten vorgebeugt werden könne. Wer hat nun recht?

Es ist durchaus nachvollziehbar, dass viele Krankheiten durch einen Mangel an bestimmten Nährstoffen verschlimmert werden können. Daher kann eine Mikronährstoffanalyse im Vollblut mit einer gezielten Nährstofftherapie einen großen gesundheitlichen Nutzen bieten. Hausärztinnen prüfen in der Regel nur den Eisen- und Vitamin-D-Status. Mehr ist seitens der Kassen leider nicht vorgesehen und die Mikronährstofftherapie ist ein Spezialgebiet, für das Allgemeinärztinnen normalerweise nicht ausgebildet werden.

Eine Mikronährstoffanalyse bei einer spezialisierten Ärztin ist meiner Meinung nach eine lohnende Investition, um einen umfassenden Einblick in deine Gesundheit zu erhalten. Damit kannst du gezielte Maßnahmen zur Optimierung deines Nährstoffstatus ergreifen.

Ich möchte einige Nährstoffe anführen, die bei uns Frauen oft auf der Strecke bleiben:

Vitamin D

Die bekannteste Funktion von Vitamin D ist die Beteiligung am Knochenstoffwechsel. Es fördert unter anderem die Resorption von Calcium aus dem Darm und den Einbau in die Knochen. Darüber hinaus ist es für dein Immunsystem, deine psychische Gesundheit und deine Hormonregulation von Bedeutung.

Vitamin D nimmt unter den Vitaminen eine Sonderstellung ein. Wir können es selbst bilden, wenn wir in die Sonne gehen – somit ist es streng genommen ein Hormon. Jedoch können wir Mitteleuropäerinnen unseren Bedarf nicht ausschließlich über die Sonne decken, schon gar nicht in der Zeit von Oktober bis April. Unsere Nahrung liefert nicht ausreichend Vitamin D, daher nenne ich bewusst keine Quellen. Um ausreichend versorgt zu sein, wirst du das Sonnenvitamin supplementieren müssen. Die optimale Dosis wird deine Ärztin anhand eines Laborbefunds ermitteln.

Jod

Jod ist ein Spurenelement, das der Körper für die Herstellung der Schilddrüsenhormone Thyroxin (T4) und Trijodthyronin (T3) benötigt. Die besten Jodquellen sind Seefisch und Algen. Tierische Lebensmittel wie Milch, Eier und Fleisch liefern ebenfalls Jod.

Da es in der Vergangenheit häufig zu Jodmangel kam, wurde vor einigen Jahrzehnten die Jodierung von Speisesalz gesetzlich geregelt, um einem Mangel in der Bevölkerung vorzubeugen. Durch die Verwendung von jodiertem Speisesalz in deiner Küche kannst du in den allermeisten Fällen einem Jodmangel entgegenwirken. In Fertigprodukten und Snacks wird jedoch häufig unjodiertes Salz verwendet.

Selen

Selen ist wichtig für den Schutz der Zellen und für unser Immunsystem. Außerdem wird es bei der Umwandlung und Aktivierung unserer Schilddrüsenhormone gebraucht.

Zu den Selenquellen gehören tierische Lebensmittel wie Fleisch, Fisch und Eier. Der Selengehalt von Lebensmitteln ist vom Selengehalt der Böden abhängig, welcher in Deutschland und Österreich niedrig ist. Zu den pflanzlichen Selen-Lieferanten gehören Kohl- und Zwiebelgemüse sowie Pilze, Spargel und Hülsenfrüchte. Nennenswerte Mengen an Selen liefert die Paranuss. Da sie Radium, einen radioaktiven Stoff, anreichert, sollte der Verzehr bei maximal drei Stück am Tag liegen.

Die Expertinnen sind sich uneinig, ob wir Menschen in Europa durch die Nahrung ausreichend mit Selen versorgt sind. Ein Laborbefund kann Aufschluss geben, wobei es eine Ärztin braucht, die Erfahrung mit Mineralstofftherapie hat.

Eisen

Eisen ist für uns Frauen ein großes Thema, da wir jeden Monat mit der Menstruation Blut verlieren. Eisenmangel macht müde und kann die Infektanfälligkeit erhöhen sowie die körperliche Leistungsfähigkeit beeinträchtigen. Auch unsere Schilddrüse braucht viel Eisen und sie leidet, wenn es fehlt. Speziell dann, wenn du müde oder häufig krank bist, zu starken Regelblutungen neigst, wenig oder kein Fleisch isst oder Probleme mit deinem Darm hast, empfehle ich dir, die Eisenwerte im Blut überprüfen zu lassen. Über deinen Eisenstatus geben die Transferrinsättigung und die Ferritinwerte Auskunft. Bei einem Mangel kannst du deine Speicher mit Nahrungsergänzungsmitteln oder mittels einer Eiseninfusion auffüllen.

Eisen ist in vielen Lebensmitteln vorhanden, sowohl tierischer als auch pflanzlicher Herkunft. Gute Eisenquellen sind Fleisch, Hülsenfrüchte, Vollkorngetreide, Nüsse und Samen. Vitamin C erhöht die Eisenaufnahme.

Calcium und Magnesium

Diese beiden Mineralstoffe sind zwar gut mit der Ernährung zu decken, da sie jedoch zusammen mit Vitamin D enorm wichtig für deine Muskeln und Knochen sind, möchte ich sie erwähnen.

Die besten Calciumquellen sind Milch und Milchprodukte (vor allem Käse). Gute Calciumlieferanten sind zudem grüne Gemüsearten (Brokkoli, Fenchel, Lauch, Kohl etc.), einige Obstsorten (Beeren, Orangen) sowie Nüsse und Samen. Magnesium beziehst du über Vollkornprodukte, Hülsenfrüchte, Kartoffeln, grünes Blattgemüse, Bananen, Nüsse und Samen sowie über Fisch, Fleisch, Milch- und Milchprodukte.

Omega-3-Fettsäuren

Du kannst deinen Bedarf von DHA und EPA gut decken, wenn zu zweimal pro Woche fetten Meeresfisch isst. Ansonsten stellen Algen- oder Fischölkapseln eine Möglichkeit zur Nahrungsergänzung dar.

4.10 Von den Ernährungsempfehlungen hin zum Essen

Im letzten Kapitel habe ich erklärt, wie die verschiedenen Nährstoffe wirken. Jetzt ist es an der Zeit, diese Empfehlungen in die Tat umzusetzen.

Iss mindestens drei Mahlzeiten am Tag

Damit du optimal mit Nährstoffen versorgt, satt und zufrieden bist, ist es wichtig, mehrere Mahlzeiten am Tag einzunehmen. Als Mindestmaß empfehle ich drei Hauptmahlzeiten. Beginne mit einem Frühstück spätestens zwei Stunden nach dem Aufstehen. Wenn die Pausen zwischen den Hauptmahlzeiten für dich zu lang erscheinen, gönne dir eine Zwischenmahlzeit.

Vermeide das Auslassen von Mahlzeiten, insbesondere von Frühstück oder Mittagessen. Dies birgt das Risiko, dass du am Abend vermehrt Heißhunger verspürst.

Dein Hunger kann von Tag zu Tag variieren. Wenn du dich bereits mit deinen Zyklusphasen beschäftigt hast, wirst du möglicherweise feststellen, dass du in der ersten Hälfte deines Zyklus oft weniger Hunger verspürst als kurz vor deiner Periode. Das liegt daran, dass dein Energiebedarf steigt.

Während des zyklischen Herbstes kann dieser erhöhte Energiebedarf dazu führen, dass dein Körper nach größeren Portionen oder zusätzlichen Zwischenmahlzeiten verlangt. Aufgrund des leicht erhöhten Bedarfs an Protein in dieser Phase empfehle ich dir, darauf zu achten, deine Mahlzeiten eiweißreich zu gestalten.

Nimm dir Zeit zum Essen

Wie gestaltest du dein Frühstück – isst du es in Ruhe zu Hause oder in der Arbeit, während du deine E-Mails checkst? Erinnern Kopfschmerzen oder ein Hungergefühl dich daran, dass du etwas trinken solltest? Isst du tagsüber regelmäßig oder erst dann, wenn du bereits echten „Kohldampf" hast? Kommt es vor, dass dich am Abend übermäßiger Hunger überkommt? Dass du trotz Abendessen das Gefühl hast, deinen Drang zum Essen nicht stillen zu können? All diese Aspekte begegnen mir regelmäßig in meiner Beratungspraxis und meine Kolleginnen berichten mir Ähnliches.

Insbesondere dann, wenn die Zeit knapp ist, neigen viele Menschen dazu, nebenbei zu essen oder sogar Mahlzeiten ganz ausfallen zu lassen. Die Kaffeemaschine hält bei Laune und ein Schokoriegel zwischendurch ebenso.

Wenn wir sehr beschäftigt sind, dominiert unser rationales Frontalhirn. Selbst wenn Hunger oder Durst aufkommen, nehmen wir sie möglicherweise nicht bewusst wahr. Stell dir vor, du bist auf einem Rockkonzert und eine Freundin spricht dich von hinten an. Die Musik ist zu laut, als dass du sie hören könntest. Du nimmst sie erst wahr, wenn sie sich anders bemerkbar macht oder die Musik verstummt. Ähnlich verhält es sich mit dem Hunger, den du dann spürst, wenn der Druck nachlässt oder er sich durch Unkonzentriertheit und Zittern deutlich bemerkbar macht. In solchen Momenten sehnen wir uns nach schneller Nahrungsaufnahme und das Essen darf viele Kalorien liefern. Sobald unser Frontalhirn müde wird, agieren wir nicht mehr rational in Bezug auf unsere Ernährung. Unsere Entscheidungen werden nicht mehr von unseren Vorsätzen gesteuert, sondern von unseren Gewohnheiten oder Emotionen.

Nimm dir also Zeit zum Essen und mache Pausen. Wenn du dein Frühstück während der Arbeit einnimmst, solltest du idealerweise einen separaten Ort wählen, fernab von deinem Arbeitsplatz.

Ich möchte dir ans Herz legen, beim Essen generell auf Ablenkungen wie Handy, Fernseher, Computer und Ähnliches zu verzichten. Wenn du nebenbei isst, nimmt dein Körper nicht wahr, dass du etwas isst, da du abgelenkt bist.

Wenn du allein isst, bietet sich eine Gelegenheit zur Achtsamkeitspraxis: Nimm dir einen Moment und betrachte, was sich auf deinem Teller befindet. Vielleicht möchtest du sogar ein stilles „Danke" aussprechen – es ist nicht selbstverständlich, dass wir jeden Tag genug zu essen haben. Nimm den ersten Bissen, als würdest du in einem Restaurant essen. Spüre bewusst nach: Ist er hart, weich, warm oder kalt? Falls du mit Achtsamkeitsübungen vertraut bist, kennst du diese Praxis möglicherweise bereits. Falls nicht, ist es ein guter Anfang, deine Aufmerksamkeit bei einer Mahlzeit für 20 Sekunden auf das Essen zu lenken.

Hier ist ein weiterer Tipp: Vermeide es, im Gehen, im Stehen oder beim Autofahren zu essen. Wenn du beschließt, ab sofort nur noch im Sitzen zu essen, wirst du weniger oft unbewusst zu etwas greifen, das eigentlich nicht Teil deines Plans war. Im Sommer sehe ich oft Leute, die ein Eis von der Gelateria nebenher im Gehen essen. Wenn meine Familie und ich uns ein Eis gönnen, bestehe ich mittlerweile darauf, dass wir uns hinsetzen. Zum Glück bieten die meisten Gelaterias Sitzgelegenheiten an. Probiere es aus, es verlangsamt dein Tempo. Du kannst dabei Passantinnen beobachten oder einfach die Atmosphäre um dich herum genießen. Wenn du dir etwas Süßes gönnst, dann genieße es von nun an bewusst. Bewusst genossen ist doppelt genossen.

Falls du einmal keine Zeit für eine richtige Pause hast und hungrig bist – was durchaus sein kann –, dann überbrücke diesen Hunger am besten mit Obst oder Gemüse, ein paar Nüssen, Buttermilch oder Kefir. Das stillt vorerst deinen Hunger, versorgt dich mit wichtigen Nährstoffen und lässt dir den Genuss einer vollständigen Mahlzeit oder einer Süßigkeit für später.

Die Eigenschaften einer guten Mahlzeit

Eine ausgewogene Mahlzeit – sei es das Frühstück, eine Zwischenmahlzeit, das Mittagessen oder das Abendessen – enthält im Idealfall von allem etwas: Sie liefert dir Eiweiß, Kohlenhydrate, gesunde Fette und eine Vielzahl von Vitalstoffen.

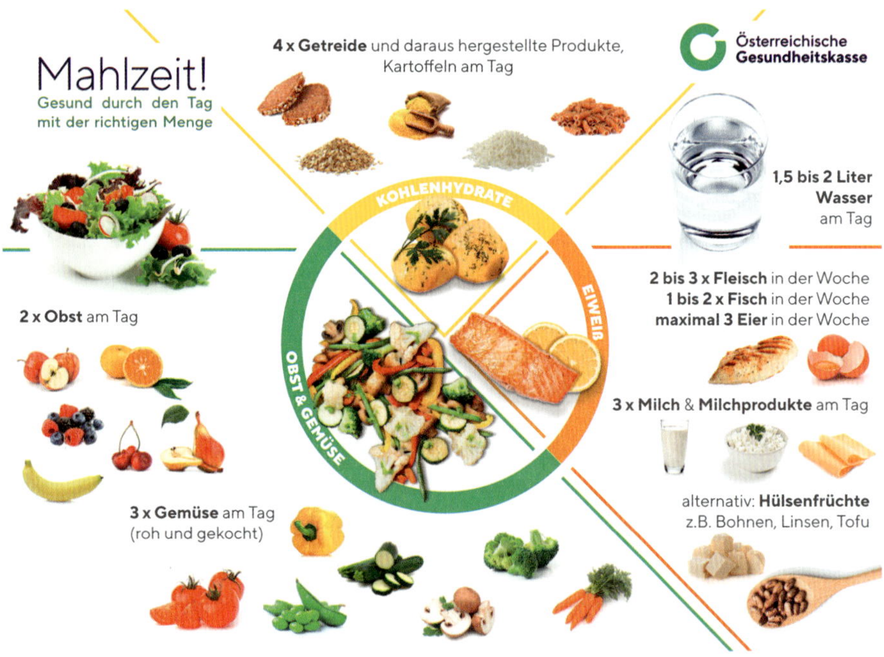
Mahlzeit!
Gesund durch den Tag mit der richtigen Menge
4 x Getreide und daraus hergestellte Produkte, Kartoffeln am Tag
Österreichische Gesundheitskasse
1,5 bis 2 Liter Wasser am Tag
KOHLENHYDRATE
EIWEIß
OBST & GEMÜSE
2 x Obst am Tag
2 bis 3 x Fleisch in der Woche
1 bis 2 x Fisch in der Woche
maximal 3 Eier in der Woche
3 x Milch & Milchprodukte am Tag
alternativ: Hülsenfrüchte
z.B. Bohnen, Linsen, Tofu
3 x Gemüse am Tag
(roh und gekocht)

Ein Frühstück kann aus Joghurt/Skyr mit Obst, Haferflocken und Nüssen bestehen. Es könnte auch ein Porridge mit Milch oder Sojadrink sein oder ein Vollkornbrot mit einem Frühstücksei oder Käse. Im Idealfall ist bereits etwas Gemüse dabei. Einige Menschen bevorzugen zum Frühstück sogar einen Bohneneintopf mit einem frischen Spiegelei – in manchen Kulturen ist ein solches Frühstück üblich.

Ich verstehe gut, dass im echten Leben nicht immer alles nach Plan verläuft. Es kann vorkommen, dass einmal das Eiweiß fehlt oder ein anderes Mal das Gemüse. Das ist kein Weltuntergang. Wenn das der Fall ist, kannst du es in einer Zwischenmahlzeit gut ausgleichen, indem du beispielsweise eine Buttermilch trinkst oder ein Joghurt isst. Oder du planst für die nächste Mahlzeit einen extra großen Salat ein. Nicht jede Mahlzeit muss perfekt sein, entscheidend ist, dass die allgemeine Richtung stimmt.

Verwende vorwiegend natürliche Zutaten

Ich möchte dich ermutigen, beim Einkaufen möglichst natürliche Zutaten zu wählen. Dazu gehören in erster Linie Obst, Gemüse, Hülsenfrüchte, Reis, Nüsse, Samen, Öle, Essig, Fleisch, Fisch, Milch und Joghurt. Die Begründung dafür erfährst du in Kapitel 7.4.

Wenn ich meinen Supermarkt mit dem inneren Auge aus der Vogelperspektive betrachte, fällt mir auf, dass mindestens die Hälfte der Fläche mit Convenience Food gefüllt ist. Dabei handelt es sich um bereits vorbereitete, verarbeitete oder teilweise zubereitete Lebensmittel, die dazu dienen, Zeit und Aufwand bei der Zubereitung zu sparen. Sie enthalten oft Geschmacksverstärker und andere Zusatzstoffe, um den Geschmack zu verbessern und die Haltbarkeit zu erhöhen.

Ich verstehe, dass du möglicherweise nicht jeden Tag Zeit und Lust hast, frisch zu kochen, animieren dazu möchte ich dich dennoch. Wenn du auf Convenience Food zurückgreifst, lohnt es sich, die Zutatenliste zu überprüfen. Die Unterschiede zwischen den Produkten können enorm sein. Es gibt durchaus Produkte wie Suppengewürze, Brote, Milchprodukte, vakuumierte Teigwaren und Tiefkühlgerichte, die ohne Zusatzstoffe auskommen.

Tipps für einen guten Umgang mit Gelüsten

Auch wenn wir alle wissen, dass Süßigkeiten, Kuchen, salzige Snacks, Pizza, Burger und Co nicht die gesündeste Wahl sind – sei ehrlich, greifst du nicht manchmal auch gerne zu Comfort Food? Unter dem Begriff Comfort Food versteht man Speisen, die ein geschmackliches Vergnügen bieten, zusätzlich aber auch emotionales Wohlbefinden durch die Verbindung mit positiven Erinnerungen aus der Vergangenheit erzeugen.

Besonders verlockend sind Lebensmittel, die eine Mischung aus Kohlenhydraten und Fetten enthalten. Es ist nicht notwendig, sie komplett von deinem Speiseplan zu streichen. Denn dadurch besteht die Gefahr, dass du sie zu einem späteren Zeitpunkt in größeren Mengen nachholst. Besser ist, wenn du diesen Lebensmitteln gelegentlich ihren Platz einräumst. Ich persönlich befürworte die 80:20-Regel – wenn du 80 % deiner Zeit auf eine ausgewogene Ernährung achtest, kannst du dir bewusst Ausnahmen gönnen.

Hier sind einige Tipps, wie du gut mit Gelüsten umgehen kannst:

- Beginne den Tag mit einem ausgewogenen Frühstück, das dir die benötigten Nährstoffe für die erste Hälfte des Tages liefert. Dadurch kannst du Verlockungen leichter widerstehen.
- Gehe satt und mit einer Einkaufsliste in den Supermarkt. Dadurch kaufst du bewusster ein. Denn alles, was zu Hause landet, will auch gegessen werden.
- Sei vorsichtig bei Sonderangeboten für Süßigkeiten oder Snacks. Sie mögen verlockend klingen, aber du riskierst, mehr zu naschen, als du eigentlich möchtest.
- Es gibt Verführungen, die „winken“ uns zu. Du kennst es vielleicht: Du bist in der Bäckerei und siehst eine bestimmte Süßspeise, die dich anspricht. „Das sieht gut aus“, denkst du. Kaum hast du das Geschäft verlassen, hast du diese Verführung aber wieder vergessen. Auf Verlockungen dieser Art kannst du verhältnismäßig leicht verzichten.
- Das Verlangen nach Comfort Food kann auch während des Menstruationszyklus variieren. Frauen verspüren oft vor der Periode verstärktes Verlangen nach Süßem, während es in anderen Phasen kaum vorhanden ist. Wenn du deine

Zyklusphasen gut kennst, kannst du möglicherweise entspannter mit Gelüsten umgehen und sie leichter akzeptieren. Vor allem erscheint mir wichtig, noch einmal zu erwähnen, dass der Energiebedarf in den Tagen vor der Periode erhöht ist. Indem du dafür sorgst, dass du an diesen Tagen ausreichend isst, wird sich vermutlich auch dein Heißhunger in Grenzen halten.

- Es ist nichts falsch daran, ab und zu bewusst deine Lieblingssüßigkeiten zu genießen. Diese solltest du keinesfalls streichen, solange du sie in Maßen genießt.

In Bezug auf Gelüste möchte ich hinzufügen: Es gibt gar nicht so wenige Menschen, die vermehrt zu Essen greifen, wenn sie von Müdigkeit, Frustration, Stress, Traurigkeit oder Langeweile überwältigt werden. Wenn du davon betroffen bist und dies ändern möchtest, lohnt es sich, genauer hinzusehen. Was löst diesen Drang zum Essen oder Naschen aus? Welche Alternativen stehen zur Verfügung, die ähnlich erfüllend wie Essen sind? Wie kannst du mit Müdigkeit oder emotionalen Belastungen wie Traurigkeit oder Frustration umgehen? Oft dient Essen in solchen Situationen dazu, eine emotionale Lücke zu füllen. Es gibt hier Alternativen. Wenn du regelmäßig von diesen Gefühlen betroffen bist, empfehle ich dir, sie genauer zu analysieren und nach Lösungen zu suchen.

Es gibt Menschen, die regelmäßig aus emotionalem Hunger heraus essen. Sie nutzen Essen als Bewältigungsstrategie, um negative Gedanken, Gefühle oder Erlebnisse zu verdrängen. Betroffene fühlen sich in solchen Momenten regelrecht ferngesteuert. Essen wirkt beruhigend und vermittelt kurzfristig ein besseres Gefühl, ein Gefühl der Geborgenheit. Natürlich lässt das schlechte Gewissen danach nicht lange auf sich warten, die Kleidung wird zunehmend enger und das Selbstwertgefühl schrumpft.

Falls du dich angesprochen fühlst, empfehle ich dir, dich damit auseinanderzusetzen. Es gibt zahlreiche hochqualifizierte Psychologinnen und Psychotherapeutinnen, einige haben sich sogar auf das Essverhalten spezialisiert. Mit ihrer Unterstützung kannst du lernen, zusätzliche Strategien zu entwickeln, um dich in solchen Situationen besser zu fühlen, ohne jedes Mal auf Essen zurückgreifen zu müssen. Das Angebot ist vielfältig und reicht von Einzelberatungen bis hin zu Gruppenkursen, sowohl persönlich als auch online. Du wirst das Passende für dich finden.

Wenn du zu einem emotionsregulierenden Essverhalten neigst – wie es in Fachkreisen genannt wird –, hast du wahrscheinlich bereits genügend Erfahrung mit Diäten und Ernährungsumstellungen gemacht. Es wird langfristig nicht ausreichen, sich ausschließlich auf Ernährungsempfehlungen zu verlassen. Denn wenn Hunger nicht das eigentliche Problem ist, ist Essen auch nicht die Lösung.

Essverhalten ändern leicht(er) gemacht

Möchtest du dein Essverhalten verbessern? Der beste Weg führt über die Anpassung deiner Gewohnheiten. So logisch es klingen mag, ist es doch ein Stück weit herausfordernd. Immerhin begleiten dich deine Gewohnheiten bereits seit einigen Jahrzehnten. Im Alter von vierzig Jahren hast du an die 50.000-mal gegessen, und deine Ernährungsgewohnheiten wurden schon von Kindesbeinen an geprägt.

Wenn du etwas in deinem Leben ändern möchtest, reicht es nicht aus, ab morgen einfach gesünder zu essen oder mehr Bewegung zu machen. Solche Ziele verpuffen oft in kürzester Zeit. Setze dir Vorhaben, die du beeinflussen kannst, und fange mit Zielen an, die du einfacher erreichen wirst.

Setze dir klare und realistische Ziele! „Ich esse ab sofort mehr Gemüse“ ist zwar erreichbar, aber nicht klar formuliert. Was heißt denn „mehr Gemüse“? Hier besteht die Gefahr, dass dieses Vorhaben im Sand verläuft.

Smarte Ziele können ein guter Weg sein, um ein gestecktes Ziel zu erreichen. Die Abkürzung SMART steht für:

S … spezifisch
M … messbar
A … attraktiv (und erreichbar)
R … realistisch
T … terminiert (zeitlich begrenzt)

Am Beispiel Gemüse könntest du deine Absicht folgendermaßen definieren:

S …	spezifisch	mehr Gemüse essen
M …	messbar	3 Handvoll am Tag
A …	attraktiv	abwechslungsreich zubereitet (Suppe, Salat, im Backrohr, in der Pfanne, als Rohkost)
R …	realistisch	mindestens an fünf Tagen in der Woche
T …	terminiert	für die nächsten zwei Monate

Setze dein Ziel nicht zu hoch. An mindestens fünf Tagen in der Woche drei Handvoll Gemüse zu essen ist realistisch und fühlt sich entspannter an, als wenn man es sich für alle sieben Tage vornimmt. Wenn du dein Ziel in einer Woche einmal nicht erreichst, ist es kein Problem. Es ist noch keine Meisterin vom Himmel gefallen. Wahrscheinlich gab es gute Gründe dafür oder vielleicht braucht es noch eine bessere Feinjustierung deines Plans.

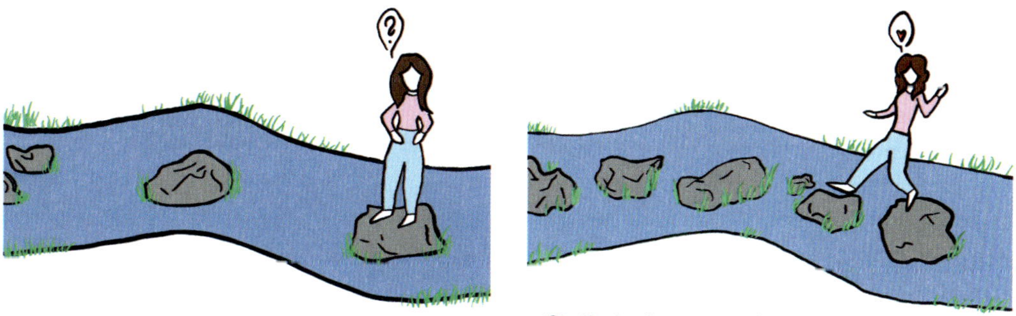

Die Bedeutung der kleinen Schritte

Wenn du schon seit einiger Zeit versuchst, dein Essverhalten zu ändern, aber immer wieder in deine alten Gewohnheiten zurückfällst, möchte ich dir empfehlen, dich professionell begleiten zu lassen.

An dieser Stelle möchte ich die Gelegenheit nutzen, ein wenig Werbung für mich und meine Berufsgruppe zu machen, und das aus einem weiteren guten Grund. In den letzten Jahren werden die Frauengesundheit und auch die Ernährungspsychologie zunehmend in unseren Berufsalltag integriert. Immer mehr Diätologinnen und auch ich beschäftigen sich mit den Wechseljahren und wir können dich dort abholen, wo du stehst, und dir Sicherheit geben. Gleichzeitig sind wir Diätologinnen durch unsere Ausbildung berechtigt und in der Lage, etwaige Krankheiten (wie beispielsweise Diabetes mellitus, erhöhte Cholesterinwerte etc.) oder Unverträglichkeiten in den Beratungen mitzuberücksichtigen. In Deutschland ist die Ernährungsberatung von Menschen mit Erkrankungen den Diätassistentinnen vorbehalten.

Das Wichtigste möchte ich nochmals unterstreichen, weil es so entscheidend ist: In einer guten Beratung bekommst du keine 08/15-Regeln serviert, sondern du wirst dort abgeholt, wo du gerade stehst. Es werden individuelle Lösungen gefunden, die für dich passend und in deinem Alltag umsetzbar sind. Dadurch kannst du langfristig und nachhaltig deine Ziele erreichen.

5 KRAFTVOLL MIT BEWEGUNG

Wir Menschen sind geschaffen, um uns zu bewegen. Bewegung ist der zweite große Baustein für unsere Gesundheit und unser Wohlbefinden. Es gibt keinen Bereich in deiner Gesundheit, der nicht von Bewegung profitiert.

Durch regelmäßige Bewegung und Sport ...

- unterstützt du dein Herz-Kreislauf-System.
- kräftigst du deine Muskeln, deine Knochen, Sehnen und Gelenke.
- hältst du deinen Stoffwechsel in Schwung.
- stärkst du dein Immunsystem.
- bist du mental widerstandskräftiger. Bewegung macht dich ausgeglichener, hebt deine Stimmung und hilft sehr gut bei depressiven Verstimmungen bis hin zur Depression.
- kann dein Gehirn besser arbeiten. Du kannst dich besser konzentrieren und Informationen schneller verarbeiten.

Ich denke, das sind genug Gründe, um aktiv zu sein.

Treibst du bereits regelmäßig Sport und bewegst du dich in deinem Alltag viel, möchte ich dich in deinem Tun bestärken: Mach weiter so! Allerdings möchte ich dir empfehlen, ab jetzt zusätzlich Kräftigungsübungen zu machen, sofern du das noch nicht tust. Dadurch stärkst du deine Muskeln und Knochen, die du in späteren Jahren dringend benötigst.

Wenn du dich bis dato noch nicht für Sport begeistern konntest, möchte ich dir ans Herz legen: Fange *jetzt* damit an. Dein sechzigjähriges Ich wird es dir danken, dein achtzigjähriges Ich wird dich umarmen. Idealerweise solltest du von Anfang an eine Kombination aus Kraft- und Ausdauertraining machen.

Ich möchte dir einige Inspirationen mitgeben, wie du dafür sorgen kannst, dass du regelmäßig Bewegung machst:

- Als *Ausdauertraining* sind Aktivitäten wie Walken, Radfahren, Tanzen und Schwimmen zum Anfangen ideal. Die Schlüsselkomponente ist dabei die Regelmäßigkeit, am besten sind mindestens drei Tage pro Woche. Damit du eine Sportart regelmäßig ausübst und am Ball bleibst, ist es von großem Vorteil, dass du *Freude* an der gewählten Sportart hast.
- *Setze dir fixe und realistische Ziele.* Sei nicht übermäßig ehrgeizig in deiner Planung– das könnte zum Scheitern verurteilt sein. Am Anfang genügt es, dreimal pro Woche jeweils 30 Minuten lang aktiv zu sein. Bestimme anfänglich den Wochentag, an dem du dich bewegen möchtest. Trage die Termine in deinen Kalender ein und verteidige sie. Weil du es dir wert bist.
  Wenn du Bewegung neu in deinen Alltag integrierst, wirst du anfangs möglicherweise mit deinem *inneren Schweinehund* arbeiten müssen. Dein Schweinehund mag es, dass es dir gut geht und du es dir nach einem anstrengenden Tag bequem machst. Allerdings bist du mittlerweile klüger als er und kennst die vielen Gründe, die für Bewegung sprechen – daher ist es wichtig, ihn zu überzeugen. Es kann vorkommen, dass du nach der Arbeit nach Hause kommst und müde bist. Zu Hause ist es so gemütlich und warm. Oder deine Kinder stürzen sich auf dich und ein Losreißen ist unmöglich. Was kannst du tun, um dranzubleiben? Für einige ist es einfacher, direkt nach der Arbeit walken oder ins Fitnessstudio zu gehen. Dadurch kommt der Schweinehund weniger in Ver-

suchung, dich vom Training abzuhalten. Möchtest du zu Hause nach der Arbeit Yoga oder Pilates machen, lege bereits im Voraus die Matte bereit. Dadurch musst du sie aktiv wegräumen, wenn du dich auf die Couch setzen willst. Du wirst eher dranbleiben, wenn sie schon für dich bereitliegt. Gleiches gilt für Laufen und Walken – stelle deine Sportschuhe zum Eingangsbereich, wo sie auf dich warten.

- Du kannst dich mit einem netten Menschen zum Sport *verabreden* oder einen *Kurs besuchen.* Dadurch wird deine sportliche Aktivität verbindlicher. Außerdem macht Bewegung in Gesellschaft oft mehr Spaß. Wenn du dich richtig auspowern oder an deine Grenzen gehen möchtest, ist es ebenfalls meist einfacher, wenn du nicht allein bist. Welche Angebote gibt es in deinem Umfeld?
- Unterschätze nicht die *Bewegung im Alltag.* Entscheide dich dafür, eine U-Bahn-Station früher auszusteigen als üblich und benutze statt des Aufzugs die Treppe. Erledige kleine Einkäufe zu Fuß oder mit dem Fahrrad. Du weißt am besten, welche Möglichkeiten sich dir bieten. Insbesondere am Morgen ist es wohltuend, einige Zeit an der frischen Luft zu verbringen. Das wird jede Hundebesitzerin sicherlich bestätigen. Es belebt den Kreislauf und es fühlt sich gut an, schon am Vormittag etwas für sich selbst getan zu haben. Es muss nicht unbedingt eine Laufsession sein. Schon sich fünf bis zehn Minuten an der frischen Luft zu bewegen, reicht aus. Stichwort: U-Bahn. Gleiches gilt für ein paar Schritte nach der Arbeit.
- Der liebe *Haushalt* das Bad gehört geputzt, der muss Boden gereinigt werden, die Fenster sind schmutzig. Wenn du diese Aufgaben selbst erledigst, kannst du sie entweder als lästige Pflicht ansehen oder als Workout betrachten. Beide Male erledigst du dieselbe Arbeit, aber deine Perspektive darauf macht den Unterschied. Ich gebe zu, ich mag es, meinen Haushalt selbst zu machen. Ich drehe meine Lieblingsmusik auf und merke, dass auch diese Art von Bewegung meist guttut. Die Verspannungen sind weniger ausgeprägt, als wenn ich viel Zeit im Sitzen verbringe. Außerdem freue ich mich über das Ergebnis, wenn beispielsweise das Waschbecken wieder glänzt. Aber psst – das müssen deine Familienmitglieder nicht unbedingt erfahren; sie dürfen und sollen ruhig mithelfen.

- Du kannst in einem Notizheft oder im Kalender mit einem Smiley festhalten, wie deine mentale Verfassung vor und nach dem Training ist. Oftmals werden die Mundwinkel nach oben wandern. Vorausgesetzt natürlich, du hast dich nicht zu sehr verausgabt oder hast mit leerem Magen gestartet.

Bald wirst du merken, wie gut dir die Bewegung tut. Erfolgserlebnisse fördern die Motivation, dranzubleiben.

Mir fallen lediglich zwei Gründe ein, die gegen das Ausüben von Sport sprechen:

1. Wenn du vollkommen erschöpft bist, ist es wichtig, deinem Körper die nötige Erholung zu gönnen, damit er sich regenerieren und wieder Energie tanken kann. Wenn du trotz Erschöpfung weiterhin Sport treibst, könntest du das Gegenteil dessen bewirken, was du eigentlich erreichen möchtest.
2. Wenn du Schmerzen hast. Achte auf die Signale deines Körpers und suche bei Bedarf professionelle Unterstützung.

EXKURS:
STRESS UND DEINE HORMONBALANCE

Im Kontext von Stress spielen die Hormone Adrenalin und Cortisol eine wichtige Rolle.

Stell dir vor, du bist in Afrika und ein Löwe steht vor dir. In dieser Situation wird sofort Adrenalin, auch als unser „Kampf- oder Flucht-Hormon" bekannt, freigesetzt. Es bereitet deinen Körper innerhalb kürzester Zeit darauf vor, zu fliehen (oder zu kämpfen, aber ich nehme an, du wirst in dieser Situation eher davonlaufen oder erstarren). Falls du erfolgreich vor dem Löwen geflohen bist, du ihn aber nach wie vor in deiner Nähe vermutest, bleibt dein Körper weiterhin in Alarmbereitschaft. Nun tritt Cortisol in Aktion, unser „Stresshormon".

Cortisol sorgt für einen erhöhten Blutzuckerspiegel, damit genügend Energie für eine mögliche weitere Flucht vorhanden ist. Dafür gibt es zwei Möglichkeiten. Während einige Menschen in Stresssituationen wenig essen können und dadurch abnehmen (hier greift der Körper auf die Reserven zurück), essen andere in stressigen Zeiten mehr. Um sicherzustellen, dass dieser Zucker im Blut bleibt, verringert Cortisol die Insulinempfindlichkeit, wodurch die Zellen weniger Glukose aufnehmen. Die Kombination aus verstärktem Hunger (meist auf Kohlenhydrate, da diese rasch Energie bereitstellen) und einer Insulinresistenz führt dazu, dass bei vielen Menschen unter Stress vor allem das Bauchfett zunimmt. Abnehmen ist bei Stress fast unmöglich.

Die Stressreaktionen haben unseren Vorfahren geholfen zu überleben, und auch heute reagiert unser Körper auf ähnliche Weise. Wir erleben immer wieder stressige Phasen, das gehört zum Leben dazu. Cortisol ist wichtig, damit wir am Morgen aus dem Bett kommen und unsere Arbeiten bewältigen können. Der Körper hat jedoch nie gelernt, zwischen verschiedenen Stressarten zu unterscheiden. Er kann also nicht unterscheiden, ob du vor einem Löwen wegläufst oder im Büro unter Zeitdruck stehst. Unser Stress im Alltag ist häufig nicht lebensbedrohlich, körperlich und kurz, sondern er ist halb so wild, oft ohne Bewegung und dauert mehr oder weniger den ganzen Tag an.

In weiterer Folge sind unsere Geschlechtshormone betroffen. Denn bei dauerhaftem Stress liegt die Priorität beim Überleben und nicht bei der Fortpflanzung. Die Begründung liegt darin, dass Cortisol und auch DHEA (Dehydroepiandrosteron) in den Nebennieren produziert werden. DHEA ist ein Vorläufer der Geschlechtshormone Östrogen und Testosteron. Wenn der Körper viel Cortisol benötigt, hat DHEA das Nachsehen. Dadurch werden weniger Östrogen und Testosteron produziert und in weiterer Folge fehlt unser Chill-Hormon Progesteron. Durch das geringere Testosteron fehlt die Lust auf Sex und fehlendes Östrogen oder Progesteron kann viele Gesichter haben, siehe Kapitel 3.1.

Daher ist ein gutes Stressmanagement so wichtig. Sport, Bewegung und Selfcare können helfen, Anspannungen abzubauen. Sind die Symptome der Wechseljahre sehr belastend, kann möglicherweise eine gezielte Hormonersatztherapie deutliche Erleichterung verschaffen. Bei emotionalem Stress ist oft eine umfassendere Herangehensweise erforderlich.

6 KRAFTVOLL MIT SELFCARE

Selbstfürsorge ist ein Thema von ähnlicher Breite wie Ernährung. Ich finde sie deshalb so wichtig, weil sie gerade bei uns Frauen oft auf der Stecke bleibt.

Weißt du noch, welches Hormon zuerst abnimmt, wenn die Prämenopause einsetzt? Ganz genau, es ist unser Entspannungshormon Progesteron. Wenn es um das seelische Gleichgewicht geht, zählen Schlafstörungen und Stimmungsschwankungen zu den ersten Anzeichen für den Beginn der Wechseljahre. Das prämenstruelle Syndrom (PMS) kann erstmals auftreten oder sich verschlimmern. Durch Östrogenschwankungen in der Perimenopause können sich andere Symptome dazugesellen.

Viele Frauen werden mit vierzig ungeduldiger mit ihrer Umgebung, erleben häufiger schlechte Laune oder Konflikte. Einige Frauen haben regelrechte Wutausbrüche und erkennen sich selbst kaum wieder. Manche spielen sogar gelegentlich mit dem Gedanken, am liebsten alles stehen und liegen zu lassen und von allem weit, weit weg zu gehen. Bevor du in einer funktionierenden Beziehung zum Scheidungsanwalt gehst, denke vorher noch an deine Hormone.

Andere Frauen wiederum erleben in den Wechseljahren eine unerklärliche Traurigkeit, die sie überwältigt. Nach und nach verlieren sie die Freude an Dingen, die ihnen zuvor Vergnügen bereitet haben. Insbesondere Frauen, die von starkem PMS betroffen sind, sind besonders anfällig für hormonelle Schwankungen.

Abgesehen von den hormonellen Veränderungen durchleben Frauen um die vierzig häufig eine der stressigsten und herausforderndsten Phasen ihres Lebens. Nach wie vor sind es in der Regel wir Frauen, die neben der Erwerbstätigkeit den Löwenanteil der Familienarbeit zu Hause leisten. Wir kümmern uns um das Essen, unterstützen die Kinder in der Schule und bringen sie zu ihren Freizeitaktivitäten und checken die Familientermine. Auf der anderen Seite gibt es vielleicht Eltern, die schon gebrechlich werden und ebenfalls Hilfe benötigen. Vielleicht gibt es in der Partnerschaft ungelöste Probleme oder man fühlt sich wenig unterstützt. Gerade die Coronapandemie hat sichtbar gemacht, dass insbesondere Mütter im Arbeits- und Familienalltag während des Lockdowns an Überforderung litten. Selbst wenn wir hart arbeiten, schaffen wir am Ende des Tages nicht alles, was wir uns vorgenommen haben.

Es ist nicht zwingend erforderlich, Kinder zu haben - auch berufliche Verpflichtungen oder andere Lebensherausforderungen können einen erheblichen Tribut fordern. Dabei können sowohl unsere eigene Erwartungshaltung als auch die anderer Personen sowie übernommene Glaubenssätze einem ausgewogenen Alltag im Weg stehen.

Wie kommt es nun, dass die Wechseljahre von einigen Frauen als Chance oder gar als fabelhaft betrachtet werden? Deine Stimmungsschwankungen in den Wechseljahren könnten ein leiser Hilferuf sein, der dich dazu auffordert, einen Blick „unter das Bett" zu werfen und zu sehen, was sich dort alles angesammelt hat. Probleme und Konflikte, die du möglicherweise verdrängt hast, kommen nun eher zum Vorschein und wollen beachtet werden.

Wenn der Östrogen-Nebel, der lange Jahre für Harmonie gesorgt hat, in der Perimenopause langsam verschwindet, kann es passieren, dass dir plötzlich Dinge herausrutschen, die du schon immer sagen wolltest. Es kümmert dich weniger, was andere von dir denken. Vielleicht bist du es leid, dass sich alle ständig auf dich verlassen. Befreit von dem Druck, es allen recht machen zu müssen, erkennen viele Frauen nun deutlich, was für sie selbst von Bedeutung ist.

Mit dem Abfall von Östrogen beeinflusst vermehrt Testosteron deine Psyche. Testosteron kann in dir den Drang wecken, etwas zu unternehmen oder Veränderungen anzugehen. Die Perimenopause ist für einige Frauen eine Zeit der Entscheidungen und des Wandels.

Sieh die wechselhaften Jahre daher auch als eine Chance, dein Leben neu zu sortieren, wenn etwas in Schieflage geraten ist. Deine Vergangenheit muss nicht deine Zukunft sein, nach dem Motto: „Love it, change it or leave it."

Selfcare ist mehr als Luxus

Wie ist das noch einmal im Flugzeug, sollte ein Notfall eintreten? Richtig! Zuerst sollten wir uns selbst die Sauerstoffmaske anlegen, bevor wir anderen Personen helfen. So bleiben wir handlungsfähig. Nur wer für sich selbst da ist und auf seine Ressourcen achtet, kann auch für andere da sein, ohne sich zu verausgaben. Die Priorisierung der eigenen Bedürfnisse ist nicht egoistisch, sondern äußerst wichtig. Geht es dir gut und bist du im Einklang mit dir selbst, kannst du ein stabiler Anker für deine Familie sein.

Wenn du jedoch gestresst oder erschöpft bist, bekommt das deine Umwelt ebenfalls zu spüren. Du bist entweder genervt und fährst leicht aus der Haut oder du ziehst dich zurück und wirkst depressiv. Jeder Mensch reagiert anders auf Stress.

Selfcare bedeutet, gut auf sich zu achten und die eigenen Bedürfnisse im Auge zu behalten. Das beinhaltet auf körperlicher Ebene ausreichendes Essen, Trinken und Schlafen. Auf sozialer Ebene bedeutet es, sich Auszeiten zu gönnen, gelegentlich Nein zu sagen und einen liebevollen Umgang mit sich zu pflegen. Selbstfürsorge ist die Basis für Gesundheit und Wohlbefinden.

So kann ich mich stärken:

- Ich behandle mich wie meine beste Freundin.
- Ich achte auf meine Gesundheit.
- Ich verbringe Zeit in der Natur.
- Ich pflege meine Hobbys.

- Ich treffe mich mit Freundinnen und umgebe mich mit Menschen, die mir guttun.
- Ich nehme mir (kleine) Auszeiten im Alltag und achte auf meine Ressourcen.
- Ich sage auch einmal „Nein“.
- Ich bin dankbar für das Gute in meinem Leben.
- Ich erlaube es mir, zu genießen und zu entspannen.
- Ich hole mit Unterstützung, wenn ich Hilfe benötige.

All diese Punkte sorgen für mehr Wohlbefinden, einige davon möchte ich hervorheben.

Sei deine eigene beste Freundin

Oftmals sind wir selbst unsere schärfste Kritikerin. Achte auf deinen inneren Dialog, wenn etwas nicht wie geplant verläuft. Ist deine innere Stimme freundlich und unterstützend oder bestrafst du dich mit Worten, die du nicht einmal deinem ärgsten Feind sagen würdest? In meinen Beratungen beobachte ich häufig, dass Frauen sehr streng im Umgang mit sich selbst sind, wenn etwas nicht so klappt, wie sie es sich vorgestellt haben.

Wenn du dazu tendierst, mit dir selbst zu schimpfen, überlege dir: „Was würde ich meiner besten Freundin sagen, wäre sie in dieser Situation?“ Wahrscheinlich würdest du sie trösten und ihr Mut zusprechen.

Pflege soziale Kontakte

Soziale Kontakte stärken unsere Gesundheit und unser Wohlbefinden. Zeit mit Freundinnen oder anderen netten Menschen zu verbringen ist eine lohnende und wertvolle Investition. Wie schön ist es doch, sich mit wohlgesinnten Menschen auszutauschen, zu lachen und Spaß zu haben. Manchmal kann es nötig sein, solche Treffen zu planen, um sicherzustellen, dass sie auch stattfinden. Wenn du dich gelegentlich zum gemeinsamen Walken oder Sporteln verabredest, erledigst du gleich zwei Dinge auf einmal.

Für eine erfüllte Beziehung tut es gut, immer wieder einmal Zeit zu zweit zu verbringen. Gerade wenn Kinder da sind, ist die Partnerschaft gefordert. Als Eltern nimmt man eine neue Rolle ein und ist viele Jahre lang rund um die Uhr beansprucht, vor allem wenn man keine Unterstützung von außen hat. Wenn deine Beziehung intakt ist und du eine gemeinsame Zukunft siehst, möchte ich dir Folgendes mitgeben: Nehmt euch immer wieder eine gemeinsame Auszeit, um einander nicht zu verlieren.

Verbringe Zeit in der Natur

Ganz gleich, ob du durch dichte Wälder streifst, einen Park erkundest, am Ufer eines Sees verweilst, entlang eines Flusses spazieren gehst oder einfach den Vögeln und dem Plätschern eines Springbrunnens im Park lauschst – schon zehn Minuten in der Natur können ausreichen, um das Stresslevel zu senken und dein Wohlbefinden zu steigern.

Lade regelmäßig deinen Akku auf

Stell dir vor, du fährst ein Elektroauto mit einer Reichweite von 450 Kilometern und hast heute einen Termin an einem Ort, der 400 Kilometer entfernt liegt. Bereits im Voraus wirst du darauf achten, dass dein Auto vor der Abfahrt ausreichend geladen ist. Solltest du während der Fahrt starkem Gegenwind ausgesetzt sein oder besonders schnell fahren, könnte es notwendig sein, auch zwischendurch aufzuladen. Ein kurzer Halt von etwa zehn Minuten an einer Schnellladestation kann ausreichen, um sicher an dein Ziel zu gelangen. Damit eine Batterie lange hält – sei es bei einem Elektroauto, einem E-Bike, einem Handy oder einem Laptop –, gilt die Empfehlung, den Ladezustand möglichst selten unter 20 % sinken zu lassen.

Wie steht es um deine eigene Energie, also um deinen inneren Akku? Nimmst du dir regelmäßig kurze Auszeiten, um deine Batterien aufzuladen? Dabei ist es mit einem Wellnesswochenende allein nicht getan. Sorge nach Möglichkeit täglich dafür, dass dein Akku regelmäßig aufgeladen wird und möglichst selten die 20-%-Grenze unterschreitet.

Limitiere deine Handyzeit

Auch du bist wahrscheinlich in einer Zeit aufgewachsen, die frei von Internet und Smartphones war. Diese Technologien haben zweifellos unsere Welt verändert, und ich möchte sie nicht mehr missen. Doch selbst als Erwachsene laufen wir Gefahr, mehr Zeit am Handy zu verbringen, als uns guttut. Soziale Medien mögen wertvolle Inhalte bieten, doch können sie auch zu reinen Zeitfressern werden. Ich muss selbst zugeben, dass auch ich mich oft genug dabei ertappe, in einem kurzen Zeitfenster am Handy festzuhängen. Doch es ist wichtig, nicht ständig online zu sein, und es tut auch gut, nicht immer erreichbar zu sein. Wenn du Gefahr läufst, zu viel Zeit am Smartphone zu verbringen, setze bewusste Auszeiten. Die dadurch gewonnene Zeit kannst du für deine Me-Time nutzen.

Ein Nein zu anderen ist ein Ja zu dir selbst

Insbesondere wir Frauen haben oft die Tendenz, uns um alles zu kümmern und die Bedürfnisse anderer Menschen über unsere eigenen zu stellen. Auch wenn dieses Verhalten nicht glücklich macht, fällt es vielen Frauen schwer, etwas daran zu ändern. Sie möchten die Harmonie aufrechterhalten. Doch das Nicht-Einstehen für sich selbst kann zu Überlastung und Unzufriedenheit führen.

Fühlst du dich hier angesprochen? Falls ja: Wo siehst du Themen, bei denen du einmal Nein sagen und Grenzen setzen kannst? Keine Sorge, du musst niemanden vor das Schienbein treten und du wirst dabei nicht gleich deine Umwelt vergrämen, wenn du dein Anliegen freundschaftlich und mit einer „Ich-Botschaft“ formulierst. Beginne ruhig in einem sicheren Hafen und mit kleinen Schritten.

Nimm dir Zeit, die ausschließlich dir gehört

Diese Zeit, in der niemand etwas von einem möchte und in der man nicht viel reden muss, kann unglaublich wohltuend sein. In dieser „Me-Time“ kannst du dich entspannen, im Garten arbeiten, ein Buch lesen, dein Hobby ausüben oder einfach innehalten und überprüfen, wie es dir im Moment geht. Es gibt viele Möglichkeiten zu entspannen und es lohnt sich, herauszufinden, was dir persönlich guttut. Jeder Mensch hat unterschiedliche Vorlieben. Falls du etwas Inspiration möchtest, stelle ich dir meine beiden Lieblingsübungen aus der Achtsamkeit vor.

Achtsamkeit ist eine Meditationsform, die ursprünglich aus dem Buddhismus stammt. Achtsam zu sein bedeutet, Momente bewusst zu erleben, ohne sie zu bewerten. Dadurch kannst du geistig abschalten, dein Leben entschleunigen und dich entspannen. Du kannst Achtsamkeit in vielen Bereichen deines Alltags praktizieren, indem du deine Aufmerksamkeit bewusst dorthin lenkst.

Dein Atem ist dein Anker

Der Atem begleitet uns stets und ermöglicht es uns, schnell und einfach zu uns selbst zurückzukehren, wenn wir zu sehr im Außen gefangen sind.

Lege dich entspannt auf den Rücken und platziere deine Hände auf dem Dantian, dieser befindet direkt unterhalb des Nabels. Atme durch deine Nase ein und spüre, wie sich deine Bauchdecke beim Einatmen hebt. Halte den Atem für vier Sekunden (zähle dabei von eins bis vier) und spüre, wie sich die Bauchdecke beim Ausatmen wieder senkt. Halte erneut den Atem für vier Sekunden an und atme wieder ein.

Ist die Atemübung für dich neu und ungewohnt, kann es dir leicht passieren, dass du sehr bald mit der Aufmerksamkeit abschweifst. Hier hilft es, wenn du in Gedanken mitredest: „Einatmen – 1, 2, 3, 4 – ausatmen – 1, 2, 3, 4 – einatmen ..."

Diese Atemübung wende ich gerne an, wenn ich nachts wachliege oder wenn ich mir eine kurze Auszeit auf der Couch gönne und abschalten möchte. Mit etwas Übung können Atemübungen helfen, in eine Art Meditation zu gelangen.

Die 5-4-3-2-1-Methode

Diese Übung hilft dabei, ins Hier und Jetzt zu gelangen. Das Schöne an dieser Übung ist, dass man sie in vielen Alltagssituationen durchführen kann, sei es in der Natur, während einer Zugfahrt, beim Warten an der Supermarktkasse oder beim Entspannen auf der Couch.

Beginne, indem du dich auf fünf Dinge konzentrierst, die du siehst. Dann achte auf fünf Dinge, die du hörst, gefolgt von fünf Dingen, die du spürst. Beginne dann von vorne und reduziere die Anzahl jeweils um eins, bis du schließlich bei einem Ding angekommen bist. Nimm einfach wahr, benenne die Dinge in deinem Kopf, ohne sie zu bewerten oder darüber nachzudenken, und gehe dann zum nächsten über.

Beispiele für eine Zugfahrt:

„Ich sehe die blaue Farbe des gegenüberliegenden Sitzplatzes; das Muster auf dem Sitzbezug; die rote Handtasche eines Fahrgastes, die graue Jacke, die er trägt, und einen schwarzen Knopf darauf. Ich höre das Rattern des Zuges auf den Gleisen, die sich öffnende Tür, die Schritte eines Passagiers; die Stimmen von anderen Passantinnen, das Umblättern einer Zeitung. Ich spüre meine Füße auf dem Boden stehen, die Füße sind warm, ich spüre mein Gesäß auf der Sitzbank, ich spüre meinen Wimpernschlag und meine Zunge am Gaumen."

Sei dabei achtsam und nimm auch die kleinen Dinge wahr. Du wirst sehen, wie reichhaltig der gegenwärtige Moment ist. Wenn du beim Hören und Fühlen die Augen schließt (in Situationen, wo es gut möglich ist), sind deine Sinne noch mehr geschärft. Ich schätze diese Übung besonders, wenn ich merke, dass ich sehr im Außen bin und zur Ruhe kommen möchte.

Es gibt zahlreiche Möglichkeiten, ins Hier und Jetzt und somit zu mehr Entspannung zu finden. Wenn du bemerkst, dass du dich in der Hektik des Alltags sehr schnell bewegst – sei es beim Gehen oder beim Arbeiten –, versuche bewusst, etwas langsamer zu werden. Du kannst beispielsweise beim Spazieren oder Walken immer wieder neue, noch unbekannte Wege gehen.

Wenn du noch unsicher bist, welche Entspannungsmethode am besten zu dir passt, probiere verschiedene aus. Es ist vergleichbar mit dem Finden von passenden Schuhen: Wenn du beispielsweise Größe 40 trägst, wird nicht jeder Schuh dieser Größe perfekt passen. Manche sind zu eng, andere zu weit. Wieder andere sind zwar gerade modern, passen aber nicht zu deinem Typ. Durch das Anprobieren verschiedener Schuhe wirst du herausfinden, welche am besten zu dir passen und welche du gerne trägst.

Gerade zu Beginn kann es hilfreich sein, neue Wege in die Entspannung in einer Gruppe zu erlernen. Welche Angebote gibt es in deiner Nähe?

Insbesondere wenn du feststellst, dass es dir schwerfällt, in Ruhe zu meditieren, könnten Qigong und Tai-Chi hilfreich sein. Diese beiden Praktiken enthalten langsame, fließende Bewegungen, die den Fluss des Chi im Körper aktivieren. Durch die bewusste Koordination der Bewegungen mit dem Atem werden Qigong und Tai-Chi auch als „Meditation in Bewegung" bezeichnet.

Entspannung durch Genuss

Während es bei Achtsamkeitsübungen um ein bewusstes Wahrnehmen ohne Bewertung geht, steht beim Genuss eine positive Sinneserfahrung verbunden mit Wohlbefinden im Vordergrund. Vereinfacht ausgedrückt beinhaltet Genuss alles, was der Seele guttut. Genuss ist immer mit guten Gefühlen verbunden.

Das Schöne am Genießen ist, dass Genussquellen überall zu finden sind, zum Beispiel:

- der Geruch von frischem Kaffee
- ein Sonnenuntergang
- ein Regenbogen
- das Vogelgezwitscher im Garten
- Vanilleeis mit frischen Erdbeeren
- der Duft eines frisch bezogenen Bettes
- bequeme Schuhe

Die Liste ließe sich unendlich fortsetzen und du siehst, Genuss ist viel mehr als Essen und Trinken. Die positiven Gefühle, die dabei entstehen, dienen als idealer Puffer gegen Stress und Belastungen.

Während unangenehme Gefühle wie Anspannung, Ärger oder Gereiztheit von selbst auftreten, müssen positive Gefühle aktiviert, gepflegt und genährt werden. Um deine Chancen auf ein genussvolles Erleben zu steigern, möchte ich dir drei Genuss-Empfehlungen mitgeben.

Genuss braucht Zeit und Aufmerksamkeit:

Wahrer Genuss braucht eine bewusste Auszeit. Positive Emotionen entwickeln sich im Gehirn oft langsamer als negative. Selbst ein kurzer Moment kann ausreichen, um einen Sonnenuntergang zu betrachten, den Duft einer Blume zu genießen, die Klänge eines schönen Liedes zu hören oder die warmen Sonnenstrahlen auf der Haut zu spüren. Schenke diesem Moment deine gesamte Aufmerksamkeit. Die Kugel Vanilleeis schmeckt hundertmal besser, wenn du dich entspannt hinsetzt, als wenn du sie nebenher beim Autofahren isst. Um den Regenbogen in seiner vollen Pracht zu erleben, bleibe wenn möglich für einen Augenblick stehen und gib ihm deine ungeteilte Aufmerksamkeit.

Erlaube dir Genuss:

Die Fähigkeit zu genießen ist uns angeboren. Das kann man gut an kleinen Kindern beobachten, wie sie Dinge mit Begeisterung betrachten. Manchmal geht die Fertigkeit zum Genießen im Trubel des Alltags verloren oder wird von Glaubenssätzen überlagert. So kann im Erwachsenenalter mitunter ein schlechtes Gewissen entstehen, wenn wir uns dem Genuss hingeben. Hinterfragen wir Lebensregeln wie: „Erst die Arbeit, dann das Vergnügen." Fleißig arbeiten und eine Viertelstunde in der Sonne sitzen schließen sich nicht aus. Beides darf nebeneinander existieren.

Genuss ist alltäglich:

Genuss braucht keine großartigen Ereignisse mit Seltenheitscharakter. Das kleine Glück lauert an jeder Ecke. Es können bestimmte Situationen, Begegnungen, Orte oder Aktivitäten sein, die dein Herz höherschlagen lassen.

Der Zauber der Dankbarkeit

Dankbarkeit hat eine ähnliche Auswirkung wie der Genuss. Man konzentriert sich auf die guten Dinge im Leben und ist dafür dankbar. Dadurch können negative Gedanken und Emotionen in den Hintergrund treten. Anderen Menschen gegenüber dankbar zu sein zeigt Wertschätzung und Anerkennung und stärkt zwischenmenschliche Beziehungen. Indem man sich auf die positiven Aspekte des Lebens konzentriert, kann man eine lebensbejahende Einstellung entwickeln und schwierige Situationen besser bewältigen. Im Unterschied zum Genuss erfolgt bei der Dankbarkeit die Ausrichtung nach innen.

Ein schönes Ritual ist es, vor dem Zubettgehen für einen Moment innezuhalten und zu überlegen, wofür man in seinem Leben und auch am heutigen Tag dankbar ist. Selbst in herausfordernden Zeiten findet sich meist etwas, wofür man dankbar sein kann – auch hier zählen die kleinen Details. Die Welt ist eben nicht nur schwarz oder weiß.

Hole Unterstützung, wenn du Hilfe brauchst

In einem gemeinsamen Haushalt sollten nicht nur Frauen die Verantwortung tragen. Es ist in Ordnung, Aufgaben unter den Mitbewohnern aufzuteilen. Genau wie du für deine Familie da bist, wenn sie dich braucht, kannst du auch sie um Unterstützung bitten. Zwar mag es anfangs ungewohnt und herausfordernd sein, wenn es bisher nicht der Fall war, aber wenn jeder seinen Beitrag leistet, sind die Aufgaben im Haushalt schneller erledigt und du hast mehr Zeit für dich. Außerdem werden deine Kinder schrittweise eigenständiger und wissen deine Arbeit mehr zu schätzen. Fehlen innerhalb der Familie die Ressourcen, dann kannst du auch Hilfe für den Haushalt von außen holen.

Zusätzlich ist mir noch wichtig zu betonen, dass in emotional herausfordernden Zeiten eine begleitende Gesprächstherapie oder eine andere Therapieform äußerst hilfreich sein können. Sie ermöglichen es, verdrängte Gefühle ans Licht zu bringen und Gedanken neu zu ordnen. Eine Therapie kann auch eine wertvolle Unterstützung sein, wenn du Veränderungen anstrebst. Ignoriere deine Probleme oder Befindlichkeiten bitte nicht und versuche auch nicht, alles allein zu bewältigen. Achtsamkeit, Genuss, Dankbarkeit, Meditation, Qui Gong oder Yoga können dich in deinem Alltag wunderbar unterstützen, aber sie können keine Probleme lösen. Verdränge daher bitte nicht, was aufgearbeitet werden möchte. Wenn ein emotionaler Sturm aufzieht, ist es klug, diese Herausforderungen mit einem Profi Schritt für Schritt anzugehen.

Ich möchte dir auch folgende Information nicht vorenthalten: Starke Stimmungsschwankungen, depressive Verstimmungen bis hin zu Depressionen können speziell in den Wechseljahren hormonelle Ursachen haben. Die Gynäkologin Dr. Sheila de Liz betont in ihrem Buch und in den sozialen Medien immer wieder, dass einer Frau eventuell durch bioidentische Hormone geholfen werden kann und man diese andenken solle, bevor auf Antidepressiva zurückgegriffen wird. In einigen Interviews im Podcast „MENOMIO" und auf der Webseite www.wechseljahre-verstehen.de berichten betroffene Frauen, dass sie durch eine Hormonersatztherapie deutliche Erleichterung gefunden haben.

Zum Thema Selfcare ist die Folge 24 des Podcasts MENOMIO, „Glücklich in die Wechseljahre" mit Greta Silver, eine sehr schöne Ergänzung zu meinen Ausführungen. Ebenso empfehlenswert sind Folge 5 mit Isabella Woldrich „Wechseljahre und die Psyche", die Folgen 15 sowie 38 mit Sabine Linser „Mentale Gesundheit und Kommunikation in den Wechseljahren" sowie Folge 32 mit Gertrud Angerer „Das Nervensystem in den Wechseljahren". Eventuell später veröffentlichte Folgen wurden nach Redaktionsschluss hinzugefügt. In all diesen Interviews erfährst du einerseits interessante Informationen als auch die persönlichen Geschichten der Interviewpartnerinnen. Die Berichte der Frauen verdeutlichen für mich erneut, dass die Wechseljahre ihre Herausforderungen mit sich bringen, doch dass Frauen durch Wissen und Selbstfürsorge gestärkt aus der wechselhaften Zeit hervorgehen können.

7 ERNÄHRUNG, BEWEGUNG UND SELFCARE – EIN STARKES TRIO

Körper und Geist ergeben eine Einheit und Ernährung, Bewegung sowie Selfcare spielen in vielerlei Hinsicht zusammen. Ich möchte einige Aspekte hervorheben, die gerade in den wechselhaften Zeiten besonders wichtig sind.

7.1 Pflege deinen Schlaf

Schlechte Nächte stellen oft den ersten Gruß der Wechseljahre dar, begleitet von diversen anderen Symptomen. Mittlerweile weißt du, dass es am sinkenden Progesteronspiegel liegen kann. Wenn dann auch die Östrogenaktivität nachlässt, verkürzen sich die Phasen des Tiefschlafs. Das Aufwachen zwischen zwei und vier Uhr morgens ist charakteristisch für diese Phase des Lebens. Wenn man zu dieser Zeit auch noch mit Toilettengängen oder Schweißausbrüchen zu kämpfen hat, findet man nur schwer wieder in einen erholsamen Schlaf zurück.

Ein oder zwei solcher Nächte mag man wegstecken, aber irgendwann stehen betroffene Frauen vollkommen neben sich. Sie haben Schwierigkeiten, sich zu konzentrieren, und leiden unter Kopfschmerzen. Schlafmangel führt zu gesteigertem Hunger und das Nervenkostüm wird allmählich sehr dünn. Während frau nachts um den Schlaf ringt, kämpft sie tagsüber gegen die Müdigkeit an, die einfach nicht weichen will.

Dein Schlafplatz

Du schläfst besser, wenn dein Schlafzimmer dunkel und ruhig ist. Das Schlafhormon Melatonin wird verstärkt ausgeschüttet, wenn die Umgebung finster ist. Deshalb benötigen viele Menschen im Winter mehr Schlaf. Mit zunehmendem Alter nimmt die Produktion von Melatonin ab, wodurch wir anfälliger für Schlafprobleme werden.

Die ideale Raumtemperatur liegt unter 20°C. Da wir etwa ein Drittel unseres Tages im Bett verbringen, lohnt es sich, in ein bequemes Kissen, eine angenehme Decke und eine qualitativ hochwertige Matratze zu investieren.

Verhaltensregeln für einen guten Schlaf

Die meisten von uns benötigen sieben bis neun Stunden Schlaf pro Nacht. Schlafen funktioniert dann am besten, wenn man jeden Tag annähernd zur selben Zeit ins Bett geht und zur selben Zeit aufsteht. Auch wenn es langweilig klingen mag, ist dies tatsächlich eine effektive Methode, um einen guten Schlaf zu gewährleisten.

Wenn du Kinder hast, hast du wahrscheinlich in den ersten Jahren dafür gesorgt, dass sie rechtzeitig vor dem Zubettgehen zur Ruhe kommen. Vielleicht hast du nach dem Zähneputzen noch mit ihnen im Bett gelesen und geplaudert – ihr hattet ein gemeinsames Ritual. Sind deine Kinder noch klein, lebst du möglicherweise immer noch nach diesem Muster. Alles, was du für deine Kinder getan hast oder immer noch tust, wirkt sich auch positiv auf deinen eigenen Schlaf aus – indem du rechtzeitig für Ruhe sorgst und eine Routine schaffst. Du kannst am Abend ein Buch lesen, ein entspannendes Bad nehmen, malen, stricken, nähen, meditieren, Yoga oder Tai-Chi praktizieren, mit einer Freundin telefonieren oder einen entspannten Spaziergang machen – du kennst dich selbst am besten und weißt, wie du gut entspannen kannst.

Bis zur letzten Minute am Laptop zu arbeiten, ständiges Zappen durch das Fernsehprogramm oder Hängenbleiben in den sozialen Medien bewirken leider das Gegenteil. Das blaue Licht von Bildschirmen verstärkt unsere Wachheit noch weiter. Zwar können Blaulichtfilter Abhilfe schaffen, doch allein damit ist es möglicherweise nicht getan.

Am besten ist es, dein Handy aus dem Schlafzimmer zu verbannen, wenn es dir auch noch so schwerfällt. Es verleitet dich lediglich dazu, im Bett zu surfen oder deine E-Mails zu checken. Außerdem ist es eine Ablenkung, wenn du nicht einschlafen kannst oder mitten in der Nacht aufwachst. Wenn du nicht auf dein Handy im Schlafzimmer verzichten möchtest, weil du für jemanden erreichbar sein musst oder es als Wecker benutzt, dann schalte es rechtzeitig stumm.

Intensive Workouts zu später Stunde können das Einschlafen erschweren. Auch das Trinken von Kaffee oder Alkohol kann den Schlaf stark beeinträchtigen. Gleiches gilt für ein üppiges Abendessen oder das Auslassen einer Mahlzeit. Wenn du unter Schlafproblemen leidest, lohnt es sich, diese Punkte zu überdenken und Sport auf frühere Tageszeiten zu verlegen oder deine Essgewohnheiten anzupassen. Einigen Frauen hilft es, am Nachmittag komplett auf Koffein zu verzichten.

Baldrian, Hopfen und Lavendel haben beruhigende Eigenschaften und können in Form von Tee konsumiert werden. Eine Massage mit Lavendelöl vor dem Zubettgehen kann ebenso beruhigend sein. Im Ayurveda wird auf Ashwagandha gesetzt, auch bekannt als Schlafbeere. Wenn diese Maßnahmen in Kombination mit einer guten Schlafroutine nicht ausreichen, kann möglicherweise bioidentisches Progesteron Linderung verschaffen.

Befindest du dich gerade in einer Umbruchphase, kann es passieren, dass du Schwierigkeiten hast einzuschlafen oder dass du nachts aufwachst, da viele Gedanken durch deinen Kopf schwirren. Diese Gedanken können durchaus förderlich, kreativ und produktiv sein, können aber dennoch deinen Schlaf stören. In solchen Situationen kann es hilfreich sein, kurz aufzustehen und die Gedanken bei gedimmtem Licht in ein Notizheft zu schreiben. Indem die Gedanken einen neuen Platz finden, kann dein Gehirn zur Ruhe kommen, und die Chancen, wieder einzuschlafen, steigen.

7.2 Sorge für deine Muskeln

Deine Muskeln tragen dich, sorgen für eine gute Haltung, regen den Stoffwechsel an und wollen versorgt und beansprucht werden. Im Idealfall sollte der Muskelanteil in deinem Körper mindestens ein Drittel deines Körpergewichts ausmachen.

Die schlechte Nachricht zuerst: Wenn wir nicht aktiv gegensteuern, schwinden die Muskeln allmählich. Dieser Prozess beginnt bereits ab dem dreißigsten Lebensjahr. Alle zehn Jahre verlieren wir ungefähr vier % unserer Muskelmasse.

Das liegt einerseits daran, dass bei vielen Menschen mit den Jahren der Bewegungsdrang abnimmt. Gerade wenn der Alltag uns stark fordert, was bei vielen Frauen um die vierzig der Fall ist, sehnen wir uns manchmal einfach nur nach Ruhe und Entspannung. Zusätzlich können Diäten und auch die geringere Ausschüttung von Östrogen und Testosteron dazu beitragen, dass die Muskelmasse im Zuge der Perimenopause zurückgeht.

Daher ist es wichtig, dass du deine Muskeln schätzt und pflegst. Muskeln bestehen zu einem großen Teil aus Eiweiß. Du kannst sie daher gut mit einer ausgewogenen Ernährung, die ausreichend Eiweiß, etwas Kohlenhydrate sowie Magnesium, Kalium und Calcium enthält, versorgen.

Damit diese Nährstoffe auch an ihrem Bestimmungsort ankommen, ist es entscheidend, die Muskeln entsprechend zu beanspruchen. Besonders ab dem vierzigsten Lebensjahr spricht sehr viel für Krafttraining, um deine Muskeln zu erhalten. Gleichzeitig stärkst du mit Kräftigungsübungen deine Knochen.

Beim Krafttraining gibt es viele Möglichkeiten. Einerseits kannst du es in einem Gym durchführen. Keine Sorge – nicht jedes Fitnessstudio ist eine „Muckibude", in der ausschließlich schlanke, durchtrainierte junge Menschen sind. Es ist wichtig, dass du dich dort wohlfühlst! Mittlerweile gibt es viele sympathische Fitnessstudios mit guten Angeboten und kompetenten Trainerinnen. Manche sind sogar ausschließlich für Frauen konzipiert. In einigen Städten gibt es sogar Gyms, die speziell mehrgewichtige Frauen ansprechen wollen, und ich bin zuversichtlich, dass weitere diesem Beispiel folgen werden. Das Angebot an Fitnessstudios ist vor allem in den

Städten groß. Wichtig ist es, dass du am Anfang eine Einschulung an den Geräten erhältst, damit du die Übungen auch richtig durchführst.

Wenn dein Training sehr intensiv ist, achte darauf, dass du es nicht zu spät am Abend machst, da es dich später am Einschlafen hindern kann.

Sowohl vor als auch nach einer intensiven Sporteinheit ist es wichtig, eine kleine Mahlzeit mit Proteinen und Kohlenhydraten zu dir zu nehmen. Wenn deine letzte Mahlzeit länger als zwei bis drei Stunden zurückliegt, nimm vor dem Training zumindest etwas Eiweiß zu dir. Geh nicht „leer" ins Training – so kannst du keine Leistung erbringen. Nach der Sporteinheit braucht es ebenfalls zeitnah ein Essen – entweder in Form einer Hauptmahlzeit oder als Snack. Kohlenhydrate füllen die Energiespeicher in den Muskeln und in der Leber auf und das Protein sorgt dafür, dass sich die Muskeln schneller regenerieren können.

Beispiele für einen kalten Snack nach dem Training sind:

→ Joghurt oder Skyr mit Früchten und Nüssen
→ Vollkornbrot mit Käse, Ei, Schinken oder Lachs
→ Buttermilch und ein Stück Banane

Du kannst bei intensivem Training durchaus auch auf Eiweißshakes zurückgreifen, wenn dies in der täglichen Praxis einfacher ist.

Bei intensivem Krafttraining ist es wichtig, dass zwischen den Trainingseinheiten jeweils ein Tag Pause liegt. Dies gibt dem Körper ausreichend Zeit zur Erholung und Regeneration der beanspruchten Muskeln.

Ich möchte dir drei Bewegungsarten vorstellen, die sich sehr gut für den Einstieg eignen. Sie kräftigen die Muskeln und fördern zusätzlich Entspannung und Beweglichkeit:

→ *Pilates* ist ein Ganzkörpertraining, das sich besonders auf die Stärkung der Bauch-, Beckenboden- und Rückenmuskulatur konzentriert. Gleichzeitig werden die Beweglichkeit und Balance verbessert. Ich schätze Pilates besonders, weil es auch den Beckenboden trainiert.

- Bei den fließenden Bewegungen im *Tai-Chi* werden Muskeln, Sehnen, Gelenke und Knochen angesprochen und auf sanfte Weise gedehnt. Die langsame Ausführung der Bewegungen in Verbindung mit der Atmung hat eine beruhigende Wirkung auf den Geist und ermöglicht es, gut abzuschalten. Das Erlernen der Bewegungsabläufe fördert die Aktivität beider Gehirnhälften und verbessert das Gleichgewicht.
- *Yoga* ist eine ganzheitliche Praxis, die Körper, Geist und Seele gleichermaßen anspricht. Während einige Yoga-Stile die Entspannung in den Vordergrund stellen, legen andere mehr Wert auf Dynamik.

Der Beckenboden – ein Muskel, der gerne verschwiegen wird

Wir verdanken es einem Schließmuskel, dass es nicht ununterbrochen aus unserer Blase tropft: Der Beckenboden besteht aus einer Gruppe von Muskeln, die den Boden des Beckens bilden und die inneren Organe wie die Blase, den Darm und die Gebärmutter unterstützen. Wenn du Kinder hast, weißt du um die Bedeutung des Muskels und hast bestimmt schon Erfahrung mit Beckenbodentraining gemacht. Durch die hormonelle Veränderung in den Wechseljahren nimmt die Kraft des Beckenbodens ab. Etliche Frauen müssen ab der Perimenopause öfter auf die Toilette. Du kannst den Beckenboden gut trainieren, um später keine Probleme mit der Kontrolle der Blase zu entwickeln. Ob ein trainierter Beckenboden zu einem besseren Sex beiträgt, ist bei den Expertinnen umstritten. Unabhängig davon gibt es genug Gründe, ihn fit zu halten.

Du kannst den Beckenboden bewusst trainieren und auch unauffällig im Alltag aktivieren, ohne dass es jemandem auffällt: sei es auf dem Beifahrersitz im Auto, am Schreibtisch, im Liegen auf der Couch oder sogar während du gerade diese Zeilen liest. Idealerweise schenkst du deinem Beckenboden für die kurze Zeit deine volle Aufmerksamkeit, um die Übungen effizient durchführen zu können.

Eine einfache und bekannte Übung ist das „Aufzugfahren". Stell dir vor, dein Beckenboden ist ein Aufzug, der sich von unten nach oben bewegt. Ziehe bei der Einatmung die Muskeln des Beckenbodens sanft nach oben und innen, als würdest du den

Aufzug langsam nach oben fahren lassen. Halte die Spannung für einige Sekunden, ohne die Atmung anzuhalten. Lass mit der Ausatmung den Aufzug ebenso langsam wieder nach unten fahren und entspanne die Beckenbodenmuskulatur vollständig. Wiederhole diese Bewegung einige Male in einem langsamen und kontrollierten Tempo. Wichtig ist, dass der Gesäßmuskel dabei locker bleibt.

Spanne deinen Beckenboden an, wenn du etwas Schweres hebst oder wenn du niesen musst. Allerspätestens wenn du beim Laufen, Springen, Lachen oder Niesen etwas Urin verlierst, ist es Zeit, dich um deinen Beckenboden zu kümmern. Besser ist es, wenn es gar nicht dazu kommt. Zögere nicht, bei Bedarf professionelle Hilfe in Anspruch zu nehmen.

7.3 Halte deine Knochen stark

Der Abfall des Östrogenspiegels führt bei vielen Frauen zur Entwicklung von Osteopenie (= Minderung der Knochendichte,Vorstufe der Osteoporose), die später in Osteoporose übergehen kann. Osteoporose ist durch einen Verlust an Knochenmasse und Knochenfestigkeit gekennzeichnet. Häufig bemerken betroffene Frauen nichts davon, da eine geringe Knochendichte nicht spürbar ist. Daher bleibt sie oft lange unentdeckt, bis ein Sturz oder ein Wirbeleinbruch plötzlich das Leben schwer macht. Keine Panik, du bist noch weit davon entfernt, aber Vorsorge ist bekanntlich besser als Heilung. Die Wechseljahre spielen eine wichtige Rolle im Knochenabbau, den du durch einen gesunden Lebensstil verzögern kannst.

Knochenaufbau und -entwicklung

Knochen sind lebendiges Gewebe. Es findet kontinuierlich ein Auf-, Um- und Abbau von Knochenzellen statt. Dieser Prozess ist essenziell für das Wachstum der Knochen und die Heilung von Knochenbrüchen. Die Zellen, die für den Knochenaufbau verantwortlich sind, werden als Osteoblasten bezeichnet, während die Zellen, die für den Knochenabbau zuständig sind, Osteoklasten genannt werden.

Die Struktur des Knochens besteht im Wesentlichen aus zwei Schichten: Die äußere Knochenschicht sorgt für Stabilität, während das Innere aus feinen Knochenbälkchen besteht, die man sich wie eine Bienenwabe vorstellen kann. Diese Knochenbälkchen geben dem Knochen von innen Struktur.

In den ersten dreißig Lebensjahren wird hauptsächlich Knochenmasse aufgebaut, wobei die höchste Knochendichte zwischen 30 und 35 Jahren erreicht wird. Der Grad der Knochenentwicklung bis zu diesem Zeitpunkt hängt von Genetik, Ernährung und Bewegung in jungen Jahren ab. Ab der Pubertät unterstützen Geschlechtshormone wie Östrogen und Testosteron den Knochenaufbau. Mit etwa 35 Jahren halten sich Knochenaufbau und -abbau in etwa die Waage, bis die Osteoklasten allmählich das Kommando übernehmen. Der Abbau beschleunigt sich in der Peri- und Postmenopause, wenn der Schutz durch Östrogen wegfällt.

Obwohl es unvermeidlich ist, dass die Knochendichte im Laufe der Zeit abnimmt, kannst du durch Bewegung und Ernährung einen großen Beitrag dazu leisten, dass deine Knochen möglichst lange gesund bleiben.

Die Knochen-Stärker

Bewegung

Genau wie du deine Muskeln trainieren kannst, ist es auch möglich, deine Knochen zu stärken. Knochen reagieren positiv auf Reize wie Zug- und Druckbewegungen. Im Wesentlichen gilt dasselbe Prinzip wie für Muskeln – speziell für die Knochen ist Krafttraining besonders effektiv, idealerweise kombiniert mit (leichtem) Sprungtraining. Wenn du neu mit Sport beginnst, ist es wichtig, Sportarten mit einem niedrigeren Sturz- oder Verletzungsrisiko zu wählen.

Falls du Tennis spielst oder andere Ballsportarten ausübst, stärkst du deine Knochen, indem du durch die kurzen Stopps Reize für die Knochen setzt. Auch Klettern und Rudern sind Sportarten, die starke Muskeln und kräftige Knochen unterstützen.

Du stärkst deine Knochen im Alltag, indem du bewusst die Treppe benutzt, anstatt den Aufzug oder die Rolltreppe zu nehmen. Jeder Schritt bewegt dein gesamtes Körpergewicht um einige Zentimeter nach oben.

Zusätzlich zum Krafttraining ist es von Vorteil, wenn du dein Gleichgewicht trainierst. Das fordert dein Gehirn und ist auch eine effektive Sturzprophylaxe für die Zukunft.

Es gibt verschiedene Möglichkeiten, dies zu tun:

1. Auf einem Bein zu stehen ist eine hervorragende Gleichgewichtsübung. Du kannst sie machen, während du Zähne putzt, das Teewasser heiß wird oder du telefonierst. Willst du den Trainingseffekt noch steigern, gehe dabei in den Zehenstand.
2. Gehe bewusst über unebene Wege wie Wiesen, Kopfsteinpflaster oder Waldwege mit Wurzeln. Dadurch trainierst du Muskeln, Bänder und Knochen gleichzeitig.
3. Slacklinen, Stand-up-Paddeln, Tanzen, Tai-Chi, und Yoga sind ausgezeichnete Möglichkeiten, um Muskeln und Knochen zu stärken und gleichzeitig dein Gleichgewicht zu verbessern.

Ernährung

Knochen bestehen zu einem großen Teil aus Eiweiß in Form von Kollagen. Das zeigt, wie vielfältig die Aufgaben von Eiweiß im Körper sind. Zusätzlich benötigt der Körper einige Vitamine und Mineralstoffe, darunter Calcium, Vitamin D, Vitamin K und Magnesium.

Calcium ist entscheidend für die Festigkeit der Knochen, da etwa 99 % des Körpercalciums im Knochen gebunden sind. Vitamin D ist wichtig, damit Calcium aus dem Darm aufgenommen werden kann. Magnesium und Vitamin K spielen eine Rolle bei der Mineralisierung des Knochens. Präbiotika, die bereits in einem früheren Kapitel erwähnt wurden, können ebenfalls die Aufnahme von Mineralstoffen fördern, indem sie ein gesundes Darmmilieu unterstützen.

Es gibt auch Substanzen, die den Knochenabbau fördern können, wie Zucker, Kaffee und phosphatreiche Lebensmittel (wie Energydrinks, Cola, Schmelzkäse, Wurst und Fleischprodukte).

7.4 Deine Gesundheit sitzt im Darm

Hippokrates erkannte bereits vor 2.300 Jahren die Bedeutung des Darms für die Gesundheit. Er sagte: „Der Darm ist die Wurzel aller Gesundheit." Lange Zeit wurde der Darm in der modernen Medizin unterschätzt, aber heutzutage wissen wir glücklicherweise mehr über ihn, obwohl noch längst nicht alles erforscht ist.

Obwohl der Dünndarm für die Verdauung eine ebenso große Bedeutung hat, werde ich mich auf die Darmbarriere des Dickdarms und insbesondere auf sein Mikrobiom konzentrieren.

Die Darmbarriere

Zwischen dem Darmlumen (also dem Darminneren) und der Blutbahn befindet sich eine dünne Schicht, die den Körper vor Krankheitserregern und Schadstoffen schützt: die sogenannte Darmbarriere. Diese Barriere besteht aus vier verschiedenen Schichten:

- dem Darm-*Mikrobiom*
- der Schleimschicht (Mukusschicht)
- den Darmwandzellen
- dem Immunsystem des Darms

In deinem Dickdarm leben etwa 1,5 Kilogramm Darmbakterien aus zigtausenden unterschiedlichen Stämmen sowie einige Viren und Pilze. Dies bezeichnet man als das Darm-Mikrobiom. Das Mikrobiom spielt eine wichtige Rolle beim Schutz der darunterliegenden Darmschleimhaut und beeinflusst unsere Gesundheit auf allen Ebenen. Die Darmbakterien entscheiden darüber, welche Nahrungsbestandteile aufgenommen und welche wieder ausgeschieden werden, es steuert unser Immunsystem und hat Einfluss auf unsere Hormone und unseren Cholesterinspiegel. Je größer die Artenvielfalt im Darm ist, desto besser steht es um deine Gesundheit.

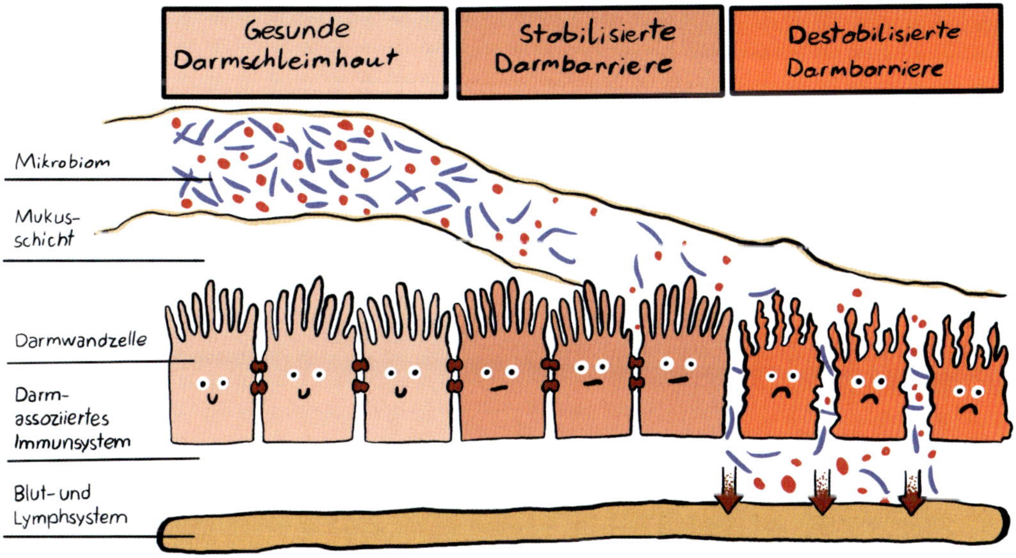

Darüber hinaus spielt das Darmmikrobiom eine wichtige Rolle beim Östrogenstoffwechsel. Es beeinflusst den Abbau und die Ausscheidung von Östrogen im Körper. Eine Störung des Mikrobioms kann eine Östrogendominanz verstärken, indem Östrogen, das eigentlich zur Ausscheidung bestimmt war, wieder aufgenommen wird.

Auch die Neurotransmitter Dopamin und Serotonin – welche für gute Stimmung sorgen – sowie das Schlafhormon Melatonin stehen in einem engen Zusammenhang mit dem Darmmikrobiom.

Ein gesundes Mikrobiom kann wie ein bunter Mischwald aus Laubbäumen betrachtet werden. In diesem Wald finden sich neben verschiedenen Baumarten auch zahlreiche Sträucher, Farne und Moose. Verschiedene Vogelarten, Käfer und Insekten beleben den Wald. Mit etwas Glück kannst du sogar einen Feuersalamander, Hasen oder Rehe sehen. Auf ähnliche Weise ist ein gesunder Darm ein vielfältiges und lebendiges Ökosystem, das aus einer Vielzahl von Mikroorganismen besteht.

Stress, Alkohol, bestimmte Medikamente, chronische Entzündungen im Darm und eine ungesunde Ernährung mit viel Zucker, Süßstoffen und Lebensmittelzusatzstoffen können die Darmbarriere stören und zu einer erhöhten Durchlässigkeit führen, was als „Leaky Gut" bezeichnet wird. Es gelangen Substanzen in den Körper, die dort nichts zu suchen haben. Dies kann sich auf Stimmung und Schlaf auswirken und die Anfälligkeit für Infektionen erhöhen sowie die Hormonbalance beeinträchtigen. Auch Autoimmunerkrankungen und Allergien können ihren Ursprung im Darm haben.

So stärkst du deinen Darm

Füttere deine guten Darmbakterien:

- Dein Darm profitiert von einer pflanzlichen Ernährung. Indem du regelmäßig Gemüse, Obst, Hülsenfrüchte, Pilze, Kräuter, Samen, Sprossen und Ähnliches zu dir nimmst, versorgst du deinen Darm mit Ballaststoffen, die er liebt.
- Dein Darm schätzt Vielfalt. Eine abwechslungsreiche Ernährung fördert die Vielfalt deines Darmmikrobioms. Das gilt auch bei der Auswahl der Beilagen. Iss nicht immer nur Brot und Nudeln, sondern sorge auch für Abwechslung bei den Kohlenhydraten, indem du regelmäßig Hirse, Kartoffeln, Süßkartoffeln, Reis oder sogenanntes Pseudogetreide (dazu zählen Amaranth, Buchweizen oder Quinoa) in deinen Speiseplan aufnimmst.
- Dein Darm liebt resistente Stärke.
- Dein Darm mag fermentierte Lebensmittel. Fermentierte Lebensmittel wie Sauerkraut, Kimchi, Joghurt und Kefir tragen zur Erhöhung der Vielfalt deines Mikrobioms bei und unterstützen so die Gesundheit deines Darms.

7.5 Vergiss nicht auf deine Leber

Die Leber ist unsere Stoffwechselzentrale schlechthin – sie nimmt Nährstoffe auf, speichert sie, wandelt sie um und entgiftet. Es gibt kaum einen Stoffwechselvorgang, an dem dieses Organ nicht irgendwie beteiligt ist. Alle Substanzen, die im Darm aufgenommen werden, passieren früher oder später über das Pfortadersystem die Leber. Auch Medikamente, Schadstoffe aus der Nahrung, Alkohol und Kaffee werden in der Leber abgebaut. Damit hat sie also eine Menge zu tun. Sie besitzt eine immense Regenerationskraft, aber wenn sie dauerhaft sehr gefordert ist, kann irgendwann der Punkt erreicht sein, an dem unsere Leber an ihre Grenzen stößt. Die Leber leidet still – du merkst lange nicht, wenn es ihr nicht gut geht.

In Hinblick auf die Hormone übernimmt die Leber die Aufgabe, überschüssige und ungenutzte Hormone abzubauen und so aus dem Kreislauf zu entfernen. Kann sie diese Aufgabe nicht mehr ausreichend erfüllen, verbleiben die Hormone im Organismus und ein Hormonüberschuss ist die Folge. Im Fall von Östrogen kann es die Östrogendominanz in den Wechseljahren fördern.

Wie kannst du deine Leber unterstützen? Deine Leber mag besonders gerne:

- Bitterstoffe: in Artischocke, Chicorée, Endiviensalat, Rucola, Grapefruit, Orangen und Zitronen (vor allem die weißen Zellwände), vielen Kräutern und einigen Tees, Gewürzen wie Ingwer oder Kurkuma,
- Kreuzblütler: in Brokkoli, Chinakohl, Karfiol, Kohl, Kohlsprossen, Pak Choi, Radieschen, Rettich, Romanesco,
- Beta-Glucane: in Vollkorngetreide, Hülsenfrüchten und vor allem in Hafer.

Viel Zucker, Alkohol und Koffein sowie eine übermäßige Verwendung von Medikamenten machen deiner Leber hingegen zu schaffen.

7.6 Halte deine Gefäße jung

Deine Gefäße mögen pflanzliche Nahrung und lieben Omega-3-Fettsäuren und Ölsäure. Nicht umsonst zählt die mediterrane Ernährung zu den gesündesten Ernährungsformen. Diese wird häufig als Ernährungstherapie zum Schutz vor Herz-Kreislauf-Erkrankungen empfohlen und wirkt antientzündlich.

Körperliche Aktivität fördert die Durchblutung, stärkt das Herz-Kreislauf-System und unterstützt die Flexibilität der Blutgefäße. Entspannungstechniken und regelmäßige Pausen zur Entspannung können helfen, Stress abzubauen und die Gefäßgesundheit zu unterstützen.

8 DIE SCHILDDRÜSE – KLEINES ORGAN MIT GROSSER WIRKUNG

Abschließend möchte ich noch kurz die Schilddrüse erwähnen. Obwohl sie nicht direkt mit den Wechseljahren verbunden ist, treten Schilddrüsenfunktionsstörungen häufig bei Frauen um die vierzig auf. Ist die Funktion der Schilddrüse gestört, kann es zu den verschiedensten Symptomen kommen, die jenen der Wechseljahre sehr ähnlich sind. Daher ist es wichtig, dieses Organ näher zu betrachten.

Die Schilddrüse ist ein wahres Multitalent. Sie reguliert eine Vielzahl von Körperfunktionen mit ihren Hormonen. Die beiden wichtigsten Hormone, T3 (Trijodthyronin) und T4 (Thyroxin oder Tetrajodthyronin), steuern den Stoffwechsel und beeinflussen, ob der Körper auf Hochtouren oder auf Sparflamme läuft.

Für die Herstellung der Schilddrüsenhormone T3 und T4 wird das Spurenelement Jod benötigt. Eine gut arbeitende Schilddrüse braucht außerdem eine gute Versorgung mit Selen, Eisen, Vitamin A, Vitamin D und Zink.

Wenn du also Symptome wie Müdigkeit, Antriebslosigkeit, Gewichtszunahme, Haarausfall, Schwäche des Immunsystems, Herzrasen, Kopfschmerzen, Bluthochdruck oder Nervosität bemerkst, empfehle ich dir, die Funktion deiner Schilddrüse überprüfen zu lassen. Dies geschieht durch eine Blutuntersuchung, bei der zunächst der TSH-Wert bestimmt wird. TSH (Thyreoidea stimulierendes Hormon) wird im Hypothalamus produziert und stimuliert die Schilddrüse zur Freisetzung von T3 und T4.

Ich möchte dir die drei häufigsten Schilddrüsenfunktionsstörungen kurz vorstellen.

Bei einer *Schilddrüsenunterfunktion ist der TSH-Wert erhöht*, weil im Blut zu wenig T3 und T4 vorhanden sind. Somit schickt das Gehirn vermehrt TSH aus, damit die Schilddrüse mehr T3 und T4 ausschüttet. Aber ohne Erfolg. Betroffene leiden unter den unten dargestellten Symptomen, wobei die Beschwerden bei den einzelnen Personen sehr unterschiedlich ausgeprägt sein können.

Symptome Hypothyreose

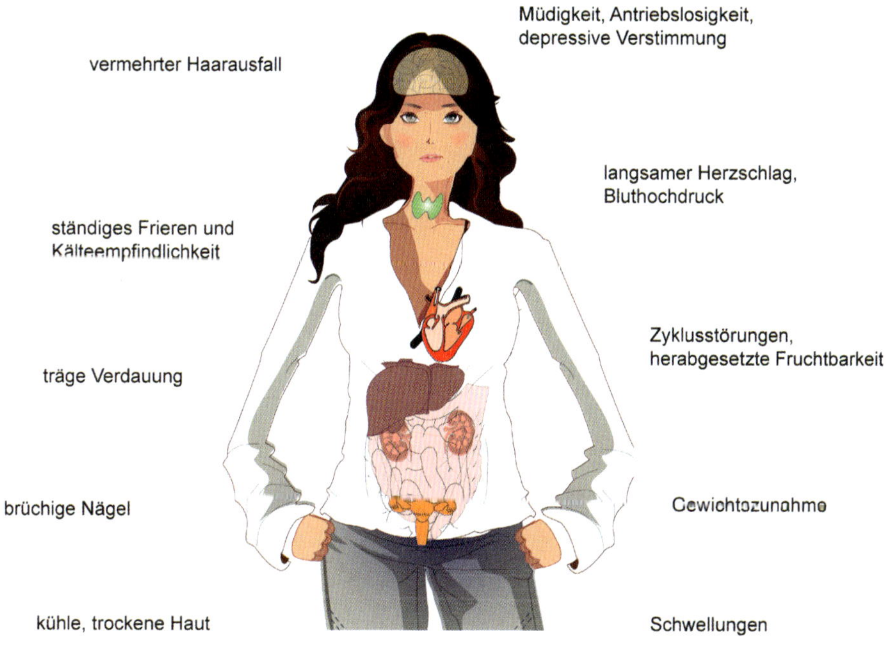

Bei einer *Schilddrüsenüberfunktion* wird vermehrt T3 und T4 ausgeschüttet, der TSH-Wert ist somit erniedrigt. Kennzeichen ist, dass alles etwas schneller läuft:

Symptome Hyperthyreose

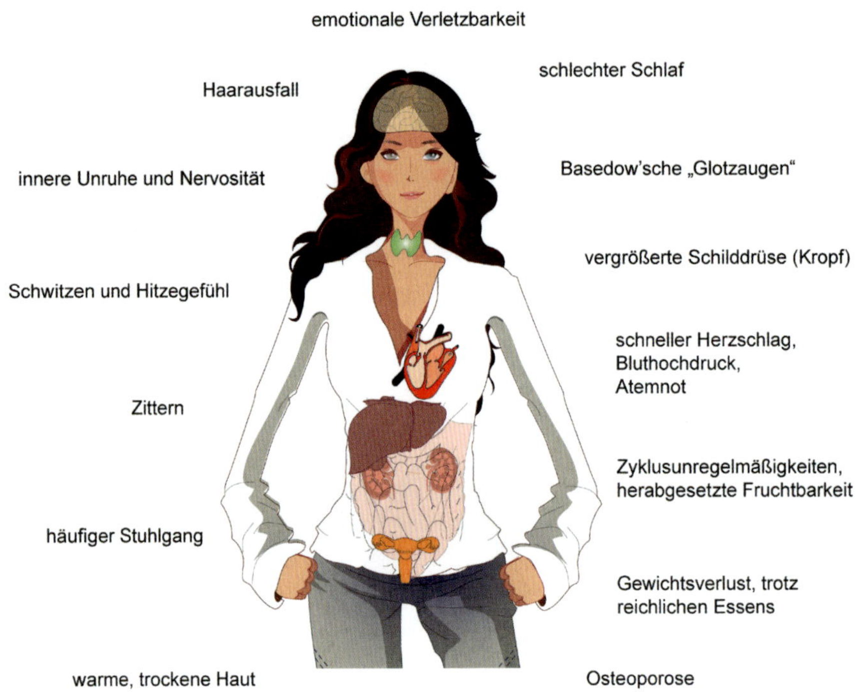

Die dritte häufige Schilddrüsenerkrankung ist die chronische Immunthyreoiditis, besser bekannt als *Hashimoto*. Dabei handelt es sich um eine Autoimmunerkrankung der Schilddrüse, die oft mit einer vorübergehenden Schilddrüsenüberfunktion beginnt und allmählich in eine behandlungsbedürftige Hypothyreose übergeht.

Ansprechpartner ist in erster Linie deine Hausärztin.

9 KRAFTVOLL IN DIE UMSETZUNG

Du hast nun viel darüber gelesen, wie du zu deiner Gesundheit und deinem Wohlbefinden beitragen kannst, damit du kraftvoll und selbstbestimmt die wechselhafte Reise meisterst. Zum Abschluss möchte ich noch einige Punkte aufzeigen, die dir dabei helfen können, neue Gewohnheiten zu etablieren. Um neue Gewohnheiten zu schaffen, braucht es Planung und auch ein wenig Selbstdisziplin. Das kann mitunter anstrengend sein, weil du am Anfang jedes Mal bewusst Handlungen setzen musst, bevor diese in deinem Unterbewusstsein verankert sind. Veränderung ist ein Prozess, der nicht von heute auf morgen passiert. Du hast schließlich auch nicht über Nacht Lesen und Schreiben gelernt – dafür hat es viel Übung gebraucht. Heute ist beides selbstverständlich für dich. Veränderungen verlaufen auch nicht linear – es gibt Zeiten, da geht etwas leichter von der Hand, und Zeiten, da gelingt das gleiche Vorhaben weniger gut. Wenn du neue Gewohnheiten erarbeitest, geht es nicht darum, perfekt zu sein, sondern vielmehr darum, dass du dich gut um dich und deine Bedürfnisse kümmerst.

Wenn du etwas verändern möchtest, hilft es, zu überlegen, welche konkreten Schritte du setzen möchtest. Beginne am besten mit kleinen, aber realistischen Zielen. Darauf bin ich bereits in Kapitel 4.10 eingegangen. Ein simpler Plan auf Papier mit einem Kästchen zum Abhaken für jedes Mal, wenn du dieses Verhalten umgesetzt hast, kann helfen.

Das kann ich aus meiner eigenen Erfahrung berichten. Ich war in meinen jüngeren Jahren begeisterte Ausdauersportlerin, es fehlte mir jedoch an Beweglichkeit und Kraft, und das wollte ich ändern. So habe ich überlegt, wie ich es angehen kann, und habe eine Excel-Liste für das gesamte Jahr erstellt, mit dem Vorsatz, an drei Tagen in der Woche an meiner Beweglichkeit und Kräftigung zu arbeiten. So eine Liste mit Kästchen zum Abhaken hängt seither jedes Jahr an der Magnetwand in meiner Küche und ich führe sie auch Jahre später noch aus zwei Gründen: Ich mache mein Vorhaben sichtbar – diese Übungen tun mir gut und ich habe so gut wie keine Rückenschmerzen, wenn ich sie regelmäßig ausführe. So fällt es mir leichter, dranzubleiben. Freude bereitet mir das Abhaken, wenn ich mir die Zeit für mich genommen habe. Es verschafft mir einen Augenblick des Erfolgs, dass ich mir selbst wichtig bin.

Listen zu führen klingt möglicherweise sehr aufwendig, es hilft dir jedoch dabei, an deinem Vorhaben dranzubleiben. Das bestätigen auch meine Klientinnen in meinen Beratungen. Nimm dir nur nicht zu viel auf einmal vor – meist reichen ein bis zwei Neuerungen gleichzeitig, die du regelmäßig durchführst. So schaffst du nach und nach neue Gewohnheiten.

Wenn aus gesundheitlichen Gründen größere Veränderungen nötig sind, ist es hilfreich, wenn du dir qualifizierte Unterstützung suchst, die dich ein Stück deines Weges begleitet, damit du gut vorankommst.

Lerne am Erfolg

Veränderungen passieren zuerst im Kopf. Finde gute Gründe, warum du etwas ändern möchtest. Um deine Ziele gut umsetzen zu können und ein Verhalten langfristig beizubehalten, helfen Emotionen, die dein Herz höherschlagen lassen.

Solche Ziele können sein:

- Ich möchte im nächsten Sommer eine Bergtour machen, von der ich schon lange träume.
- Ich möchte die Stiegen hinaufgehen und dabei leicht und mühelos atmen können.
- Ich möchte in 4 Monaten mit durchgestreckten Beinen mit den Fingerspitzen den Boden berühren können.

Wenn du dich auf den Weg dorthin für dein Bemühen immer wieder belohnst, verstärkt das dein Verhalten. Kauf dir Blumen, wenn du ein Zwischenziel erreicht hast, oder gönn dir bewusst etwas. Feiere deine kleinen Erfolge!

Lerne am Modell

Bestimmt kennst du eine Person, die etwas älter ist als du und dich inspirieren kann. Es kann jemand aus deiner Familie sein, eine Kollegin, eine Freundin oder eine Teilnehmerin aus einem Kurs. Was genau bewunderst du an dieser Person?

Ich persönlich kenne zwei Frauen um die siebzig, die mir aufzeigen, dass man auch in diesem Alter noch voll im Leben stehen kann. Sie dienen mir ein Stück weit als Modell dafür, wie ich mir mein Leben in 25 Jahren wünsche. Sie kochen meist mit frischen Zutaten, sind neugierig, bewegen sich viel, achten auf sich und pflegen gute soziale Kontakte. Das ist im Übrigen auch das Geheimnis der fitten 100-Jährigen. Selbstverständlich gehört auch immer eine ordentliche Portion Glück dazu.

Etwas, das dir auch weiterhelfen kann, sind Personen, die dir aufzeigen, was für ein Leben du im Alter nicht haben möchtest. Ohne über diese Personen urteilen zu wollen – ihr beschwertes Leben im Alter kann dich in deinem Vorhaben unterstützen, gut für dich zu sorgen. Ein Antrieb für mich ist die Osteoporose meiner Mutter. Diese schränkt ihre Lebensqualität seit vielen Jahren teils massiv ein. Aus diesem Grund ist es für mich wichtig, gut für meine Knochen zu sorgen, da ich persönlich in zwanzig Jahren noch viele meiner Hobbys ausüben möchte. Auch hier mit dem Bewusstsein, dass natürlich immer ein großes Stück Glück dazugehört, fit und gesund älter zu werden.

10 EINIGE GENUSS-REZEPTE

Hier gebe ich dir einige meiner Lieblingsrezepte mit. Ich hoffe, dass dir die Gerichte schmecken, und ich freue mich, wenn einige davon künftig deinen Speiseplan erweitern. Viel Freude beim Zubereiten und Genießen!

ERBSENCREMESUPPE

pro Portion 1,5 Eiweiß-Einheiten

Zutaten für 2 Portionen:

- 1 Zwiebel
- 1 EL Butter
- 400 g Erbsen, tiefgekühlt
- Salz, vegetarische Suppenwürze, Muskatnuss

Zubereitung:

Zwiebel schälen, klein schneiden und in Butter andünsten. Mit heißem Wasser aufgießen, salzen und die Erbsen dazugeben und für ca. 10 Minuten kochen. Einen Teil der Erbsen herausnehmen (als Suppeneinlage), dann die Suppe pürieren und mit Salz, Suppenwürze und Muskatnuss abschmecken. Beiseite gestellte Erbsen in die Suppe geben und diese servieren.

GEMÜSECREMESUPPE

pro Portion **1** Eiweiß-Einheit

Zutaten für 4 Portionen:

- 400 g Gemüse (Karotten, Knollensellerie, Brokkoli, Romanesco, Zucchini ...)
- 2 mittelgroße mehlige Kartoffeln
- 100 g Edamame (Sojabohnen), tiefgekühlt
- 600 ml Wasser
- 200 ml Halbfettmilch
- Salz, Kümmel gemahlen, vegetarische Suppenwürze, Petersilie

Zubereitung:

Gemüse putzen und schälen, in kleine Stücke schneiden und ca. 10 Minuten in Salzwasser weich kochen. Die Sojabohnen in einem extra Topf mit Salzwasser fünf Minuten kochen, abseihen und mit kaltem Wasser abschrecken (sie dienen als Suppeneinlage). 2 Schöpflöffel des gekochten Gemüses zu den Sojabohnen geben – sie sind ebenfalls Suppeneinlage. Die Suppe mit einem Mixstab pürieren, mit Milch aufgießen und mit Salz, gemahlenem Kümmel und Suppenwürze abschmecken. Mit frischer Petersilie servieren.

Edamame liefern hochwertiges pflanzliches Eiweiß. Du kannst stattdessen oder zusätzlich auch rote bzw. gelbe Linsen, Kichererbsen oder grüne Erbsen verwenden.

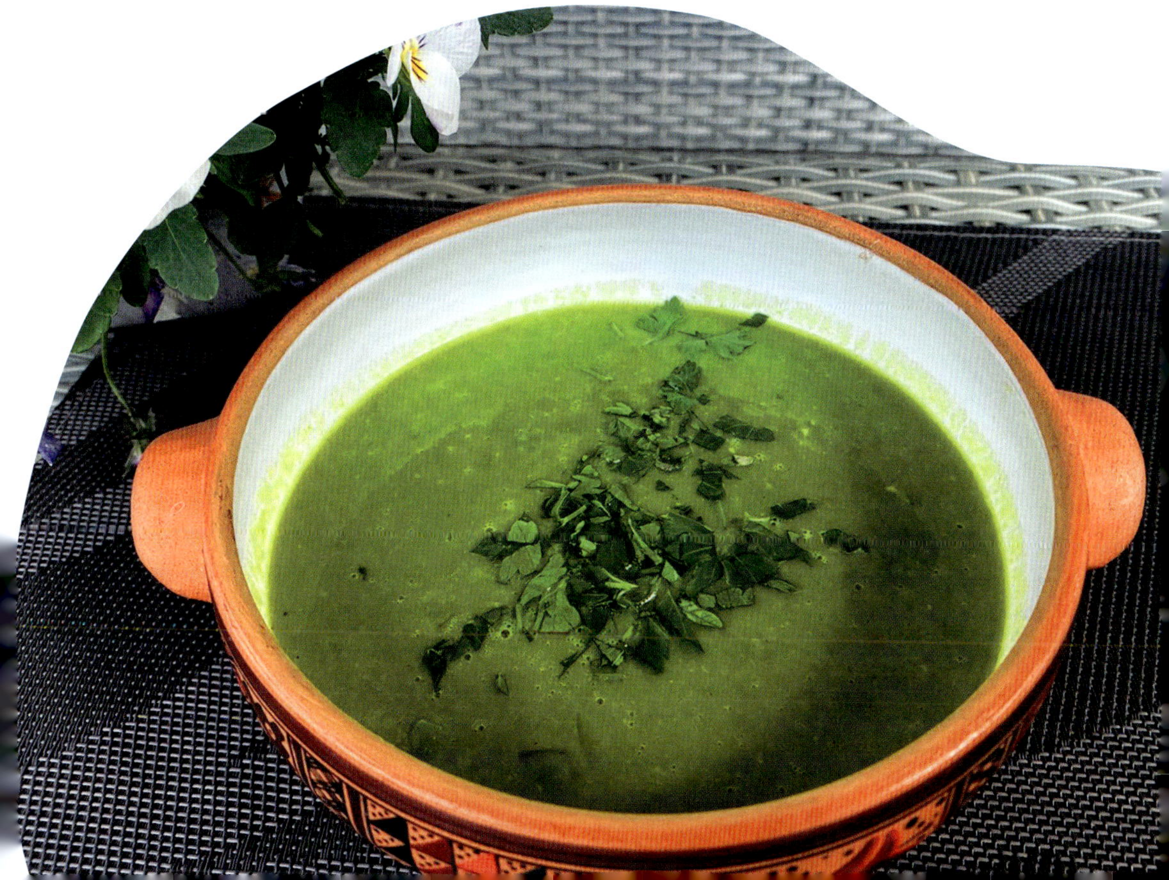

PARMIGIANA DI MELANZANE

pro Portion 2 Eiweiß-Einheiten

Zutaten für 4 Portionen:

1 große Melanzani/ Aubergine
2 Zwiebeln
3 Knoblauchzehen
1 Glas Tomaten in Stücken (ca. 250 g)
½ Glas Tomaten-Polpa (ca. 250 g)
1 EL Tomatenmark
3 EL Olivenöl
300 g geriebener Mozzarella (oder 2 Kugeln frischer Mozzarella)
50 g geriebener Parmesan
Salz, etwas Chili, frische Kräuter (Basilikum, Oregano, Rosmarin) oder Kräuter der Provence

Zubereitung:

Melanzani in 5 mm dicke Scheiben schneiden, salzen und übereinander geschichtet in einer Schüssel für eine Stunde ziehen lassen. Dadurch gehen die Bitterstoffe verloren. Ausgetretenes Wasser abseihen und die Melanzani für ca. 5 Minuten in Wasser kochen, abschrecken und gut mit Küchenrolle abtupfen.

Tomatensauce zubereiten: Zwiebeln und Knoblauch schälen, klein schneiden und in Olivenöl andünsten. Tomatenmark, Tomaten-Polpa und Tomatenstücke beifügen, mit Salz, Chili und Kräutern würzen und ca. 10 Minuten dünsten.

Backrohr auf 170°C vorheizen. Tomatensauce, Melanzani und geriebenen Mozzarella abwechselnd in eine Auflaufform schichten, die oberste Schicht mit geriebenem Parmesan bestreuen. Im Rohr für ca. 20 Minuten backen – bis die Käsekruste eine schöne Farbe hat. Etwas ziehen lassen.

Als Beilage passt ein gutes Brot.

Tipp:
Im Sommer kannst du statt der stückigen Tomaten (aus dem Glas oder aus der Dose) vier bis fünf frische Tomaten verwenden.

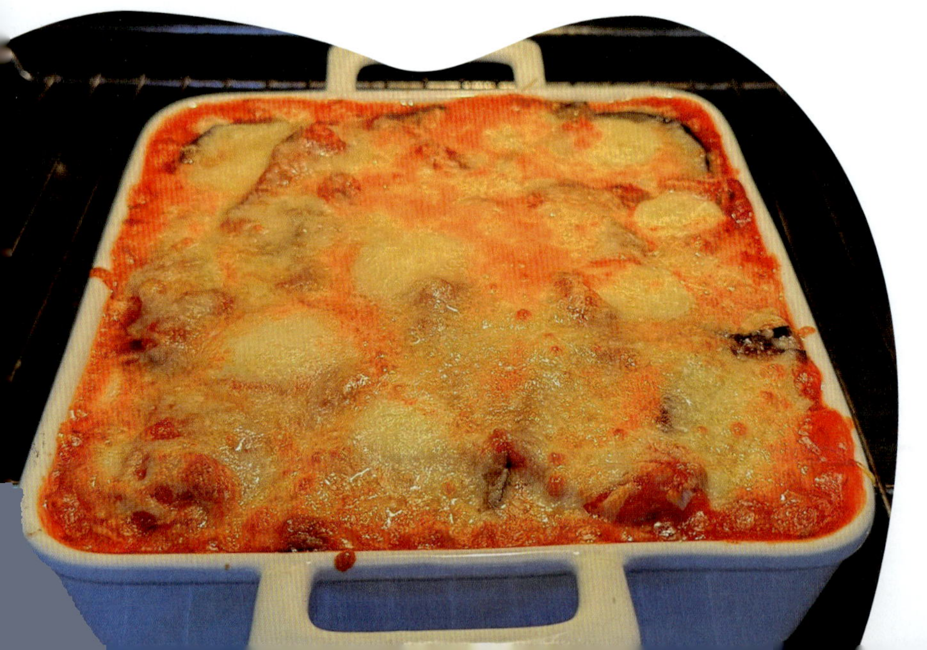

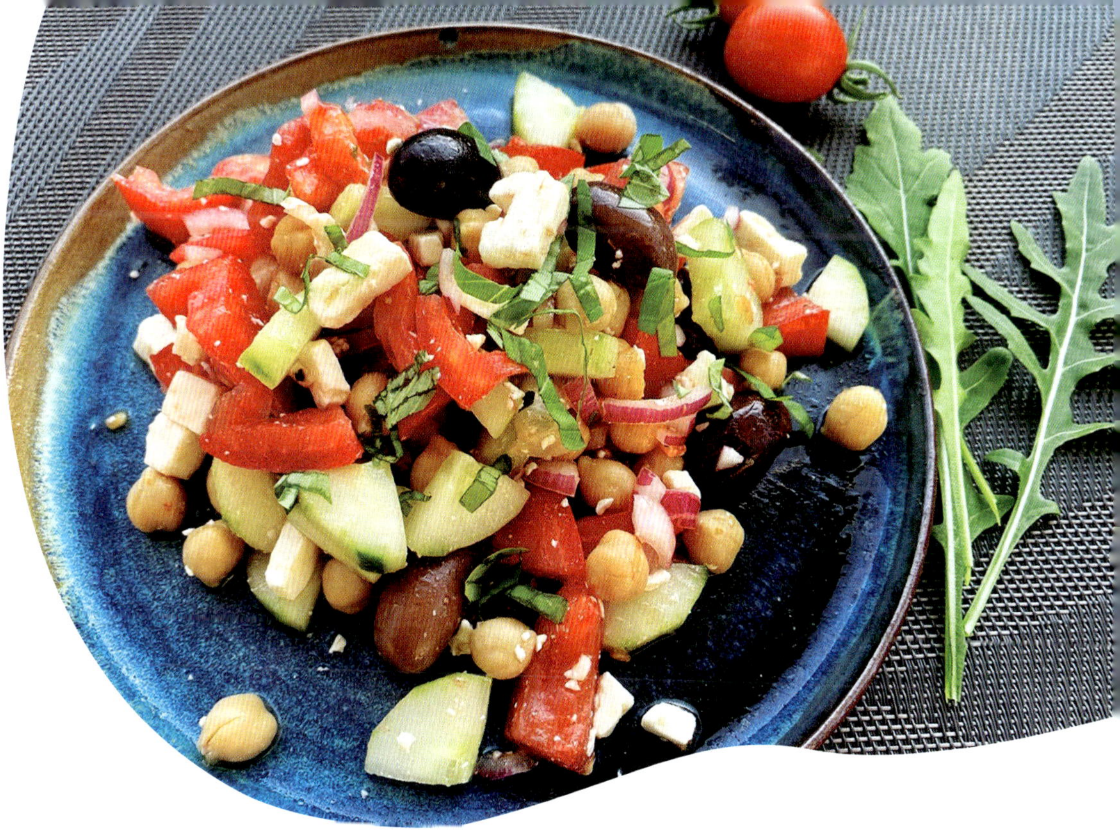

GRIECHISCHER SALAT MIT KICHERERBSEN

pro Portion **2** Eiweiß-Einheiten

Zutaten für 2 Portionen:

- 3–4 Tomaten
- 1 Gurke
- 1 kleine rote Zwiebel
- ca. 150 g Kichererbsen (½ Dose)
- 150 g Feta
- einige Oliven
- 1–2 EL Olivenöl
- Salz, Pfeffer, Balsamicoessig

Zubereitung:

Zwiebel schälen und klein schneiden. Tomaten, (geschälte) Gurke und Feta kleinwürfelig schneiden. Kichererbsen abseihen und gut waschen. Alle Zutaten vermengen, würzen und marinieren.

Tipp:

Was mache ich mit den übrig gebliebenen Kichererbsen? Ich bereite innerhalb der nächsten beiden Tage entweder Hummus zu, gebe sie in einen Eintopf oder verwende sie als Suppeneinlage in einer Gemüsecremesuppe.

LACHSFORELLE MIT SPINAT UND KARTOFFELN

pro Portion 3 Eiweiß-Einheiten

Zutaten für 2 Portionen:

- 2 Lachsforellen-Filets à 150 g
- 4–6 Kartoffeln
- 450 g Blattspinat, tiefgekühlt
- 1 Zwiebel
- 3–4 Knoblauchzehen
- 2 EL Olivenöl
- 1 EL Rapsöl
- 1 Zitrone
- Salz, Pfeffer, Muskatnuss

Zubereitung:

Lachs und Blattspinat bereits im Vorfeld auftauen lassen. Kartoffeln waschen und in wenig Wasser bissfest dünsten.

Spinat zubereiten: Zwiebel und 2 Knoblauchzehen schälen und klein schneiden. In Rapsöl anschwitzen. Den aufgetauten Blattspinat dazugeben, mit Salz, Pfeffer und Muskatnuss würzen und ca. 10 Minuten lang dünsten lassen.

In einer flachen beschichteten Pfanne das Olivenöl erhitzen. Die Lachsforellen-Filets mit einem Küchenpapier trocken tupfen und mit der Hautseite nach unten in die Pfanne geben. Erst in der Pfanne salzen, pfeffern und 1–2 Knoblauchzehen direkt auf die Filets pressen. Forellenfilets wenden, kurz auf der anderen Seite braten und bald wieder umdrehen. Die Pfanne zudecken, die Herdplatte abdrehen und den Fisch fertig dünsten lassen. So bleiben die Fischfilets saftig. Die Kartoffeln schälen, salzen und eventuell zum Fisch in die Pfanne geben, damit sie warm bleiben.

FELDSALAT MIT GEBRATENEN HÜHNERSTREIFEN

pro Portion 3 Eiweiß-Einheiten

Zutaten für 2 Portionen:

- 100 g Feldsalat
- 3 Kartoffeln
- 2–3 Radieschen
- einige Cocktailtomaten
- 300 g Bio-Hühnerbrustfilets
- 2 EL Olivenöl
- 1 EL Olivenöl für die Marinade
- Salz, Pfeffer, etwas Chili, Balsamicoessig

Zubereitung:

Kartoffeln mit Schale in Wasser dünsten, schälen, etwas abkühlen lassen. Feldsalat gut waschen. Radieschen waschen und in Streifen schneiden, Cocktailtomaten halbieren. Kartoffeln in Streifen schneiden, mit Balsamicoessig marinieren.

Olivenöl in einer Pfanne erhitzen. Das Hühnerfilet in kleine Würfel schneiden und im Öl scharf braten. Direkt in der Pfanne mit Salz, Pfeffer und Chili würzen.

Den Salat marinieren und auf Tellern anrichten. Die gebratenen Hühnerstreifen darauf geben und gleich servieren – ein schnelles und erfrischendes Essen an heißen Tagen. Eventuell Brot mit Frischkäseaufstrich dazu genießen.

Wenn es schnell gehen soll, kannst du die Kartoffeln weglassen. Statt Hühnerfilet kannst du auch Halloumi verwenden.

EIERNOCKERL

pro Portion **3** Eiweiß-Einheiten

Zutaten für 2 Portionen:

Nockerlteig:

- 80 g Dinkelmehl
- 70 g Dinkelvollkornmehl
- ½ TL Salz
- 1 Ei
- 100 ml Milch
- 25 g Butter

zusätzlich:

- 4 Eier
- 1 TL Rapsöl
- 1 TL Butter
- Salz, Petersilie

Zubereitung:

Nockerlteig machen: Butter in einem Topf zerlassen. Eier und Milch dazugeben, bis alles lauwarm ist. Das Mehl für den Teig in eine Schüssel geben, die Butter-Eier-Milch-Mischung dazugeben und alles zu einem weichen Teig verrühren.

Wasser aufkochen und salzen. Am einfachsten geht es, wenn man den Teig durch ein Spätzlesieb in das kochend heiße Wasser gibt. Alternativ kann man mit einem kleinen Löffel Nockerl (kleine Nocken) formen, das dauert länger. Nockerl je nach Größe 4–8 Minuten kochen.

In der Zwischenzeit Eier aufschlagen, salzen und mit gehackter Petersilie verrühren. Nockerl abseihen und abschrecken. In einer beschichteten Pfanne Rapsöl und Butter erhitzen. Die Nockerl und die Eimasse darin schwenken.

Mit Salat als Beilage servieren.

Tipp:

Fertige Spätzle gibt es auch vakuumverpackt ohne Konservierungs- oder Zusatzstoffe im Supermarkt zu kaufen. Ein Blick auf die Zutatenliste lohnt sich. Damit kannst du ein schnelles Essen zaubern.

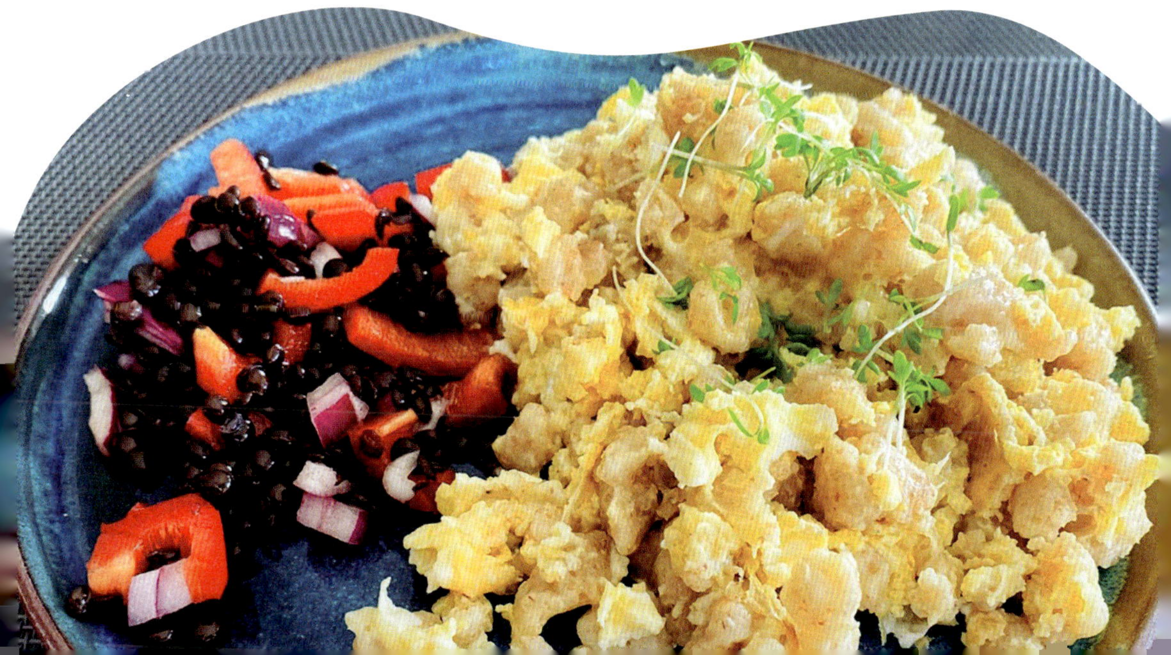

COUSCOUS-SALAT

pro Portion **3** Eiweiß-Einheiten

Zutaten für 2 Portionen:

1 Tasse Vollkorn-Couscous (ca. 120–150 g)
4 Tomaten
½ Gurke
evtl. einige getrocknete Tomaten
250 g Mozzarella (2 Packungen)
2 EL Zitronensaft oder Balsamicoessig
2 EL Oliven
2 EL Olivenöl
½ TL Salz, Pfeffer, einige Basilikumblätter

Zubereitung:

Couscous mit der gleichen Menge kochendem Wasser aufgießen, salzen und ca. 1 Minute ziehen lassen. Tomaten und Gurke klein schneiden und zum Couscous geben. Mozzarella in kleine Würfel schneiden und gemeinsam mit den Oliven und getrockneten Tomaten dazugeben. Mit Zitronensaft oder Balsamicoessig, Pfeffer, Olivenöl und Basilikum würzen, abschmecken und servieren.

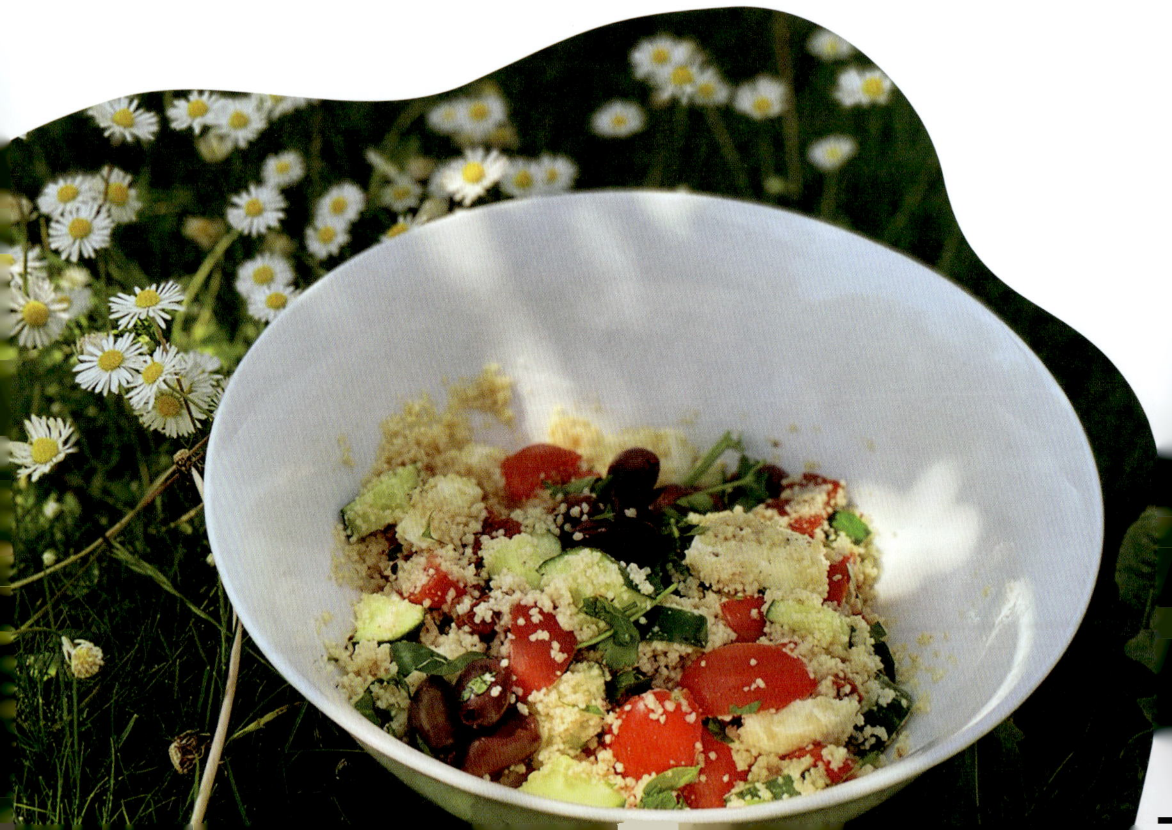

EINTOPF

pro Portion **1** Eiweiß-Einheit

Zutaten für 4 Portionen:

2 Zwiebeln

2 EL Rapsöl

4–6 Karotten

4–6 Kartoffeln, festkochend

2 Paar Bio-Frankfurter

Salz, Pfeffer, Paprikapulver, Majoran, gemahlener Kümmel, Lorbeerblatt, etwas Essig

Für die Varianten:

100 g frische Fisolen/grüne Bohnen oder tiefgekühlte Sojabohnen

1 Dose Kichererbsen oder rote Kidneybohnen

Zubereitung:

Zwiebeln schälen und klein schneiden. Kartoffeln schälen, Karotten putzen, alles in kleine Würfel schneiden. Zwiebel in Öl anschwitzen. Ca. 2 TL Paprikapulver hinzufügen, mit einem Schuss Essig löschen und mit ca. 1 Liter Wasser aufgießen. Sobald das Wasser kocht, salzen und Karotten beigeben. Nach ca. 1–2 Minuten die Kartoffeln hinzufügen. Das Gemüse soll mit Wasser bedeckt sein. Mit Majoran, Pfeffer und Kümmel würzen und ca. 8–10 Minuten kochen lassen. Würstel in kleine Stücke schneiden und in den nicht mehr kochenden Eintopf geben, einige Minuten ziehen lassen. Abschmecken und mit Schwarzbrot servieren.

Dieser Eintopf schmeckt auch Kindern und Liebhabern der Hausmannskost.

Varianten:

Wenn du keine Würstel magst, kannst du den Eintopf mit Fisolen, Bohnen, Kichererbsen und/oder Tofu zubereiten. So bekommst du neben einer Extraportion pflanzlichem Eiweiß jede Menge Ballaststoffe und sekundäre Pflanzenstoffe.

Frische Fisolen/grüne Bohnen: Diese am besten gleich zu Beginn in 1 cm lange Stücke schneiden und für ca. 10 Minuten in Wasser kochen, abseihen und abschrecken. Sie werden separat gekocht, um das giftige Phasin zu entfernen – es wird mit dem Kochwasser weggeleert.

Tiefgekühlte Sojabohnen: Diese kannst du direkt im Eintopf mitkochen. Die Kochzeit beträgt ca. 5 Minuten (ist auf der Packung vermerkt).

Rote Kidneybohnen oder Kichererbsen aus der Dose: gut abspülen und in den fertigen Eintopf geben.

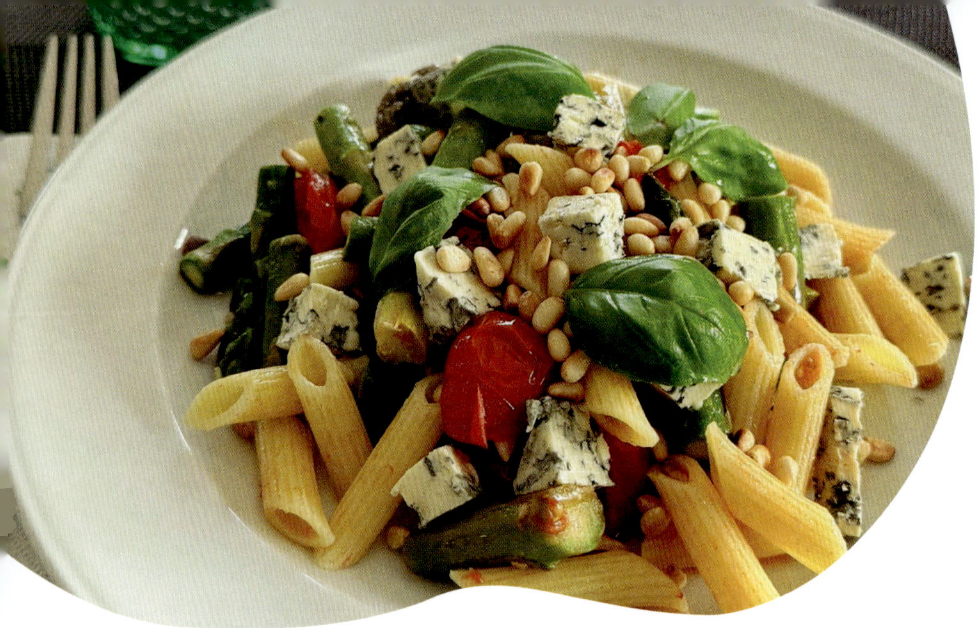

PENNE MIT COCKTAILTOMATEN UND GRÜNEM SPARGEL

pro Portion 2 Eiweiß-Einheiten

Zutaten für 2 Portionen:

- 3 Knoblauchzehen
- 250 g grüner Spargel
- 200 g Cocktailtomaten
- 20 g Pinienkerne
- 100 g Pecorino, Gorgonzola oder Parmesan
- 2–3 EL Olivenöl
- 120 g Penne
- Salz, evtl. Chili, Pfeffer, Basilikum

Zubereitung:

Pinienkerne in einer heißen Pfanne ohne Öl anrösten, bis sie leicht braun werden und angenehm nussig riechen. Immer wieder umrühren. Knoblauch schälen. Spargel waschen und das holzige Ende wegschneiden. Spargel in 2 cm lange Stücke schneiden. Käse in kleine Stücke schneiden.

Wasser aufkochen, salzen, Penne darin al dente kochen und dann abseihen.

Olivenöl in einer großen Pfanne erhitzen. Knoblauch pressen und gemeinsam mit den Spargelstücken darin bei kleiner bis mittlerer Hitze 3 Minuten anbraten. Mit Salz, evtl. Chili und Pfeffer würzen. In der Zwischenzeit die Tomaten halbieren, zum Spargel geben und weitere 2–3 Minuten braten. Der Spargel soll gar sein, aber noch Biss haben.

Die gekochten Penne und den Käse in die Pfanne geben und den Käse eventuell noch schmelzen lassen. Basilikum waschen, trocken schütteln und gemeinsam mit den Pinienkernen über das Gericht streuen.

FENCHEL-LINSEN-ORANGEN-SALAT

pro Portion **1** Eiweiß-Einheit

Zutaten für 4 Portionen:

- 1 Fenchel
- 1 Tasse Belugalinsen (250 ml)
- 2 Orangen
- Salz, Balsamicoessig, Leinöl

Zubereitung:

Die Belugalinsen in ca. 400 ml gesalzenem Wasser für 15–20 Minuten kochen. Die Linsen sollen bissfest sein. Restliches Wasser abseihen und Linsen auskühlen lassen. Den Fenchel in feine Streifen schneiden. Orangen filetieren. Alle Zutaten vermischen, salzen und mit Essig und Öl marinieren.

Dieser Salat ist ein Hingucker bei jedem Buffet, eignet sich aber auch hervorragend als Vorspeise oder Beilage. Ich liebe die Kombination aus süßer Orange, Fenchel und Linsen. Der Salat versorgt dich mit Calcium und Vitalstoffen.

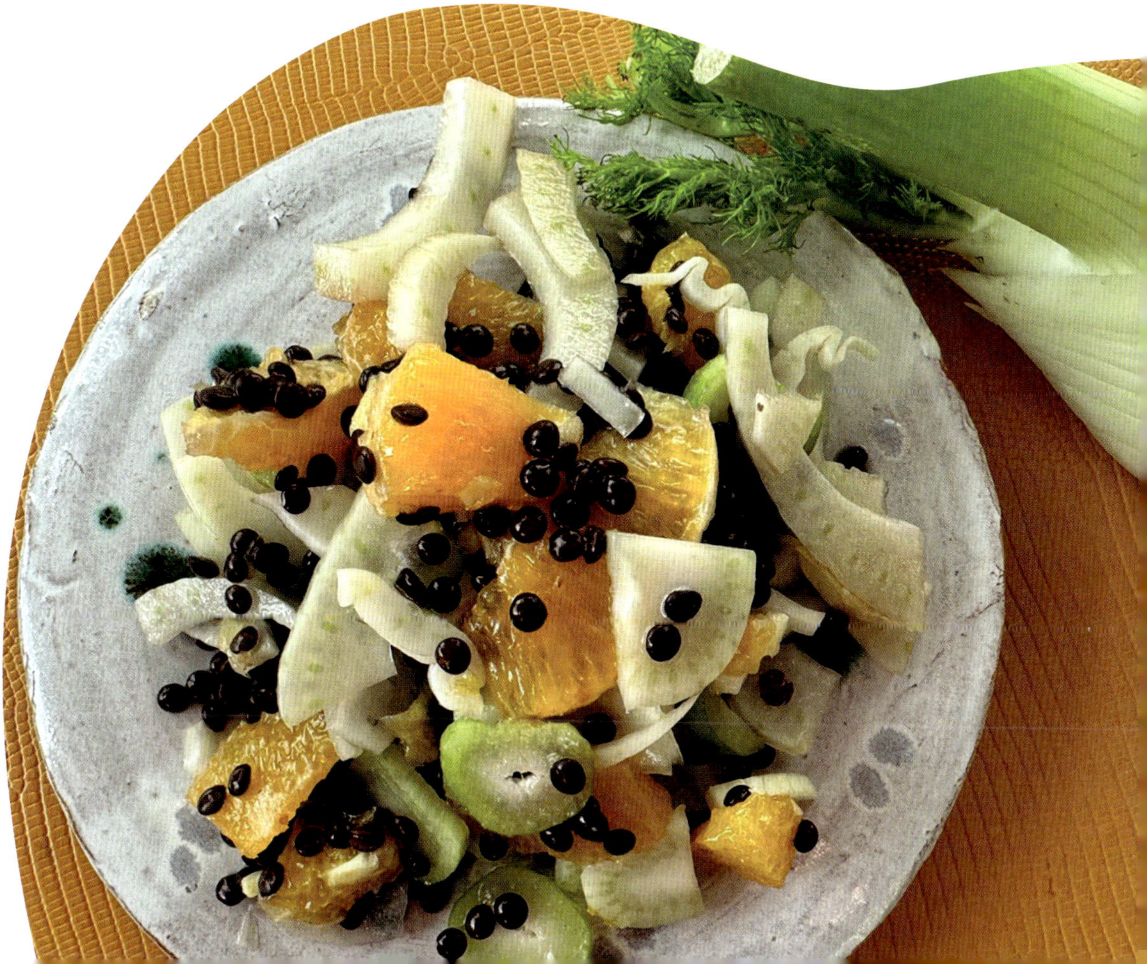

GEBRATENER CHICORÉE

Zutaten für 2 Portionen:

- 2–3 Chicorée
- 1 EL Olivenöl
- Salz, Pfeffer

Zubereitung:

Chicorée halbieren. Olivenöl in einer Pfanne erhitzen. Das heiße Fett salzen. Den Chicorée in die Pfanne geben und ca. 2–3 Minuten braten. Chicorée umdrehen und zugedeckt für weitere 2–3 Minuten dünsten lassen.

Ich mag gebratenen Chicorée besonders im Winter. Er ist schnell zubereitet und eignet sich hervorragend als Beilage anstelle von Salat oder als warme Vorspeise. Chicorée zeichnet sich durch seinen typisch bitteren Geschmack aus. Die enthaltenen Bitterstoffe unterstützen die Leber, die Verdauung und auch das Immunsystem.

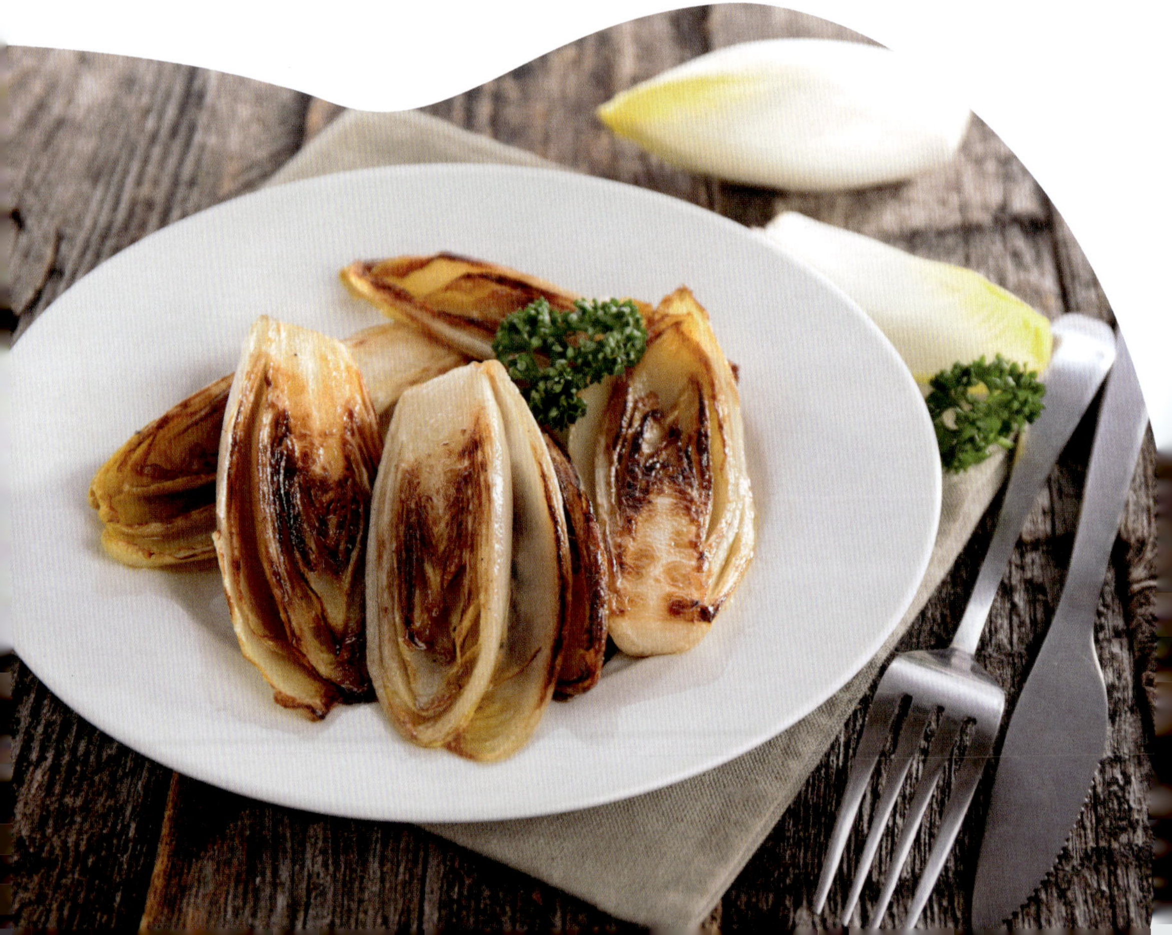

MÜSLI

pro Portion **2** Eiweiß-Einheiten

Zutaten für 1 Portion:

- 4 EL Müslimischung ohne Zuckerzusatz
- 150 ml Joghurt
- 150 ml Skyr
- 1 Handvoll frisches Obst nach Saison
- 1 EL Nüsse
- wahlweise: Leinsamen, Weizenkeime, 1 TL Leinöl

Zubereitung:

Alle Zutaten vermischen.

Das Müsli ist schnell zubereitet und liefert alle Nährstoffe, die der Körper braucht: Eiweiß im Joghurt, im Skyr und in den Nüssen, Kohlenhydrate im Obst und im Getreide, hochwertiges Fett in den Nüssen und jede Menge Vitamine, Mineralstoffe, Ballaststoffe und sekundäre Pflanzenstoffe.

Vorsicht ist geboten bei der Auswahl von Müsli – viele Müslis sind gezuckert. Es lohnt sich ein Blick auf die Zutatenliste.

Tipp: Müsli im Glas

Keine Zeit, um zu Hause zu frühstücken? Du isst stattdessen lieber in Ruhe im Büro? Oder du suchst nach einem Mittagessen, das sich gut in die Arbeit mitnehmen lässt? Nimm ein schönes 0,5-Liter-Glas (ein leeres Joghurtglas zum Beispiel) und schichte abwechselnd Müsli, Joghurt/Skyr und Obst darin. So lässt es sich gut in die Arbeit mitnehmen, sieht nett aus und du hast ein hochwertiges Essen zur Hand, das lange satt hält.

ERDBEER-TOPFENCREME

pro Portion **1,5** Eiweiß-Einheiten

Zutaten für 4 Portionen:

- 400 g Topfen/Quark, 20 % F. i. T.
- 400 g Joghurt
- 2–3 EL Staubzucker
- 250 g frische Erdbeeren
- 1 Bio-Zitrone
- 1 EL gehackte Pistazien
- ein paar Blätter Zitronenmelisse

Zubereitung:

Zitrone auspressen. Topfen mit Staubzucker mixen. Joghurt und Zitronensaft unterrühren. Erdbeeren waschen, klein schneiden und unter die Creme mischen. Creme in Gläser füllen und mit Erdbeeren, gehackten Pistazien und Zitronenmelisse garnieren.

Die Creme ist in 15 Minuten fertig, erfrischt an heißen Tagen und liefert jede Menge wertvolles Eiweiß für unsere Muskeln.

Du kannst genauso gut andere Beeren (Himbeeren oder Heidelbeeren/Blaubeeren) verwenden.

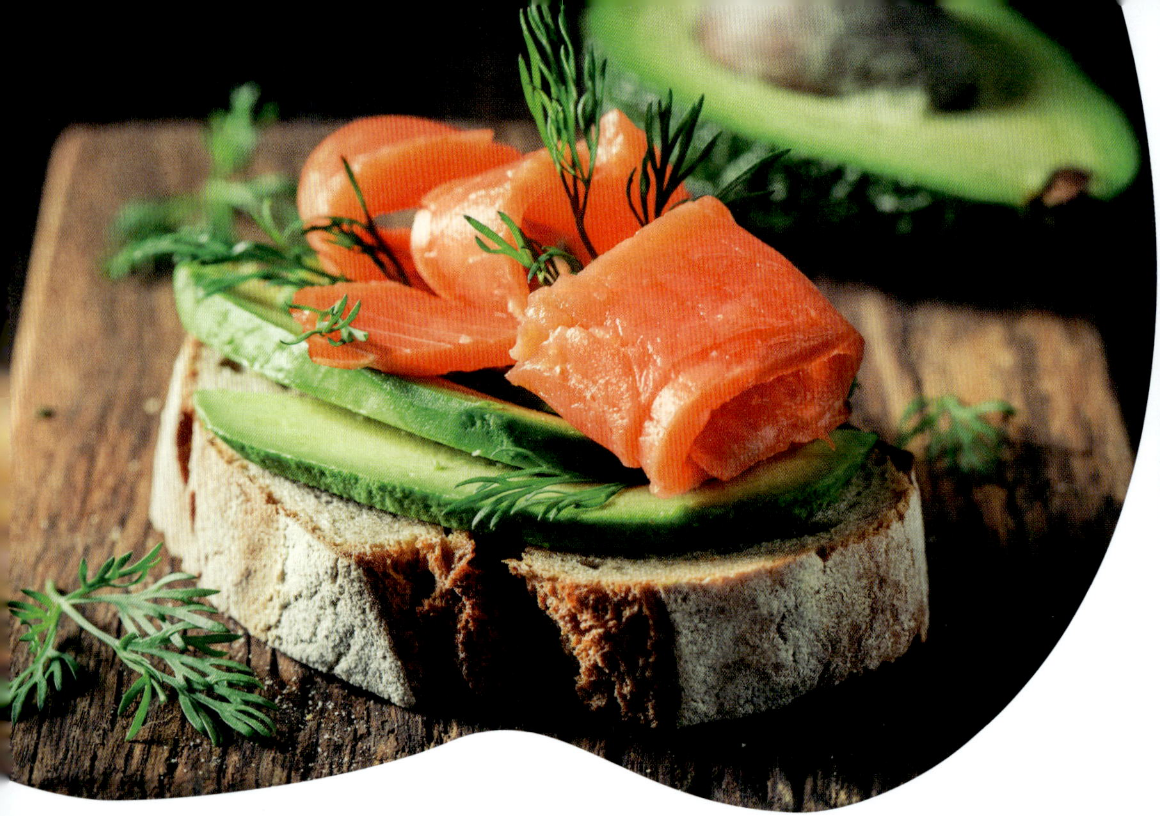

AVOCADO-LACHS-BROTE

pro Portion **2** Eiweiß-Einheiten

Zutaten für 2 Portionen:

- 4 Scheiben Roggen- oder Vollkornbrot
- 1 reife Avocado
- 100 g Bio-Räucherlachs oder geräucherte Lachsforelle
- Salz, Pfeffer, etwas Kresse oder Kren/Meerrettich
- Gemüse: Karotten, Radieschen, Gurken oder Tomaten – je nach Vorliebe und Saison

Zubereitung:

Das Brot toasten, bis es schön knusprig ist. Die Avocado halbieren, schälen und den Kern entfernen. Das Fruchtfleisch in dünne Scheiben schneiden. Die getoasteten Brote mit der Avocado belegen und salzen. Den Lachs gleichmäßig auf den Broten verteilen. Mit geriebenem Kren oder etwas Kresse garnieren. Gemüse in eine schöne Form schneiden und gemeinsam mit den Broten auf dem Teller servieren.

Die Brote schmecken am besten, wenn sie noch etwas warm sind.

Du hast keine reife Avocado zu Hause? Kein Problem, dann nimm stattdessen einen Frischkäseaufstrich.

11 DREI FRAUEN – DREI GESCHICHTEN

Anhand von drei Geschichten möchte ich dir verdeutlichen, wie das Leben fur Frauen zu Beginn der Wechseljahre mitunter verläuft und wie sie diese Veränderungen als Chance ergreifen können, um sich gut um sich zu kümmern.

JULIA, 42

Als ich Ende dreißig war, fühlte ich mich zunehmend unwohl und überfordert. Besonders in den Tagen vor meiner Periode litt ich unter Stimmungsschwankungen und war mit allem unzufrieden. Manchmal fühlte es sich an, als ob ein Vulkan in mir kurz vor dem Ausbruch stand. In diesen Momenten wollte ich einfach weit weg von allem, obwohl mein Leben objektiv betrachtet ganz in Ordnung war. Dieses Gefühl war mir zuvor in dieser Intensität völlig fremd gewesen. Eigentlich hätte ich mich bis dahin als coole und entspannte Frau beschrieben. Entsprechend irritiert war ich von meiner Launenhaftigkeit, und manchmal fragte ich mich sogar: „Bin das jetzt wirklich ich?“

Im Grunde war mein Leben wie das vieler Frauen in diesem Alter. Ich war verheiratet und hatte zwei Kinder im Volksschulalter. Mein Mann war beruflich viel beschäftigt und ihm war sein Hobby sehr wichtig. Ich gewährte ihm seinen Freiraum. Ich übernahm zusätzlich zu meinem Beruf den Großteil der Kindererziehung und des Haushalts. Meine eigenen Hobbys und Freundschaften blieben dabei zunehmend auf der Strecke. Die Bedürfnisse der anderen gingen stets vor, auch wenn es mich allmählich unglücklich machte. Irgendwann wurde mir klar, dass es so nicht weitergehen konnte. Neben mir litt auch unsere Beziehung. Ich brauchte mehr Unterstützung von meinem Mann und wollte wieder mehr Freiraum haben. Diskussionen und ein schlechtes Gewissen waren anfangs große Stolpersteine, weil mein Wunsch nach Harmonie und hinderliche Glaubenssätze meinem Vorhaben im Weg standen. Daher nahm ich für einige Zeit professionelle Hilfe in Anspruch. Ich wollte lernen, meine Bedürfnisse ohne schlechtes Gewissen einzufordern und besser mit Konflikten umzugehen. Seit einem Jahr mache ich Tai-Chi, bewege mich mehr und erlerne diverse Entspannungstechniken. Neben meinem Mann helfen nun auch die Kinder ein Stück weit im Haushalt mit und mein Mann und ich gönnen uns gelegentlich einen „Babysitter", um wieder Zeit zu zweit zu verbringen. Das tut uns beiden gut.

Seit ich diese ersten Schritte gesetzt habe, geht es mir deutlich besser, auch wenn ich dünnhäutiger bin als noch vor einigen Jahren. Heute weiß ich, dass die Hormonumstellung diese Gefühlszustände ausgelöst hat, und ich sehe die Stimmungsschwankungen mittlerweile als Chance, besser für mich zu sorgen. Dass Hormone einen so durcheinanderwirbeln können, hätte ich nie für möglich gehalten.

Mein Kommentar dazu:

So wie Julia geht es vielen Frauen um die vierzig. Einige erfahren trotz Selfcare und Unterstützung kaum Erleichterung bei ihren Stimmungsschwankungen und erkennen sich selbst kaum wieder. Besonders Frauen, die unter PMS leiden, können stark betroffen sein. In solchen Fällen lohnt es sich auf jeden Fall, die Hormone genauer zu betrachten. Nichtsdestotrotz ist es wichtig, hinter die Kulissen zu blicken und zu überprüfen, ob es nicht auch andere Gründe für Gereiztheit & Co gibt. Ich erlebe immer wieder Frauen, die sich von ihren Partnern oder ihrer Firma trennen, weil sie sich in einer Sackgasse sehen oder mehr vom Leben erwarten. Eine Trennung ist bestimmt selten eine leichte Entscheidung, aber wenn neben dem Entspannungshormon ein verständnisvolles Umfeld fehlt, braucht es mitunter eine Veränderung oder – anders gesagt – einen Wechsel.

SONJA, 45

Nach meiner Schwangerschaft konnte ich zwar nie mehr mein Ausgangsgewicht erreichen, es war mir aber auch nicht so wichtig. Ich war mit Kleidergröße 40 zufrieden. Ich ernährte mich die meiste Zeit gesund mit viel Obst und Gemüse und ich kochte gerne. Mein einziges Laster war das Naschen am Abend. Oft saß ich erschöpft vom langen Tag am Bett meiner Tochter und wartete, bis sie eingeschlafen war, um mich danach mit einem Stück Schokolade zu belohnen. Dann endlich war die Zeit gekommen, die nur mir gehörte. Nur leider konnte ich nach einer Rippe Schokolade nicht aufhören zu essen, es folgte eine zweite, und manchmal gab es kein Halten mehr. Das schlechte Gewissen ließ nicht lange auf sich warten. Mit 41 Jahren musste ich feststellen, dass meine Kleidung zunehmend enger wurde, obwohl ich an meinem Essverhalten nichts verändert hatte. Innerhalb eines Jahres nahm ich vier Kilogramm zu.

Da ich auch ständig müde war, beschloss meine Hausärztin, die Blutwerte und die Schilddrüsenhormone zu überprüfen. Das Blutbild zeigte einen Eisenmangel (welcher mit Nahrungsergänzungsmitteln behandelt wird) und erhöhte Blutzucker- und Triglyceridwerte. Da meine Eltern übergewichtig sind und Medikamente für ihren Blutzucker und ihr Cholesterin nehmen müssen und auch zwei meiner Großeltern an Herz-Kreislauf-Erkrankungen gestorben sind, beunruhigte mich der Befund sehr. Jetzt war es an der Zeit, in meine Gesundheit zu investieren. Ich begab mich in die Hände einer Diätologin. Ich war darauf eingestellt, keinen Zucker mehr essen zu dürfen.

Die Diätologin erhob meine Ernährungssituation und stellte fest, dass ich regelmäßigere Mahlzeiten und mehr Eiweiß brauche. Gemeinsam erarbeiteten wir Speisenvorschläge, die mich gut mit Nährstoffen versorgen, meine Blutzuckerschwankungen stabilisieren und die ich gut in meinem Alltag umsetzen kann. Auch Nüsse, Sprossen und Hülsenfrüchte erweitern seither meinen Speiseplan. In Summe esse ich mindestens genauso viel wie vorher, nur regelmäßig, und ich achte mehr auf die Zusammensetzung meiner Mahlzeiten. Ich weiß heute auch, dass es völlig in Ordnung ist, dass ich vor meiner Periode mehr Hunger habe. Zusätzlich zu meinem Essverhalten haben wir an den Themen Bewegung, Stress und Selfcare gearbeitet, sodass ich nach anstrengenden Tagen nicht mehr ständig das Verlangen nach Essen habe. Wenn mich dennoch gelegentlich Heißhunger überkommt, kann ich gelassener damit umgehen als vor einigen Jahren.

Heute gönne ich mir mehr Pausen und Zeit für mich, und ich habe mit Nordic Walking und Pilates begonnen, was mir richtig Freude bereitet. Als Nächstes möchte ich auch regelmäßig Krafttraining machen, um meine Muskeln und Knochen zu stärken. Mein Gewicht hat sich stabilisiert und die Blutwerte haben sich deutlich verbessert. Ich weiß heute, dass ich selbst einiges zu meiner Gesundheit beitragen kann, und das motiviert mich, weiterzumachen.

Mein Kommentar dazu:

Auch Sonja ist kein Einzelfall. Häufig kommen Frauen ab vierzig, die nichts an ihrem Verhalten geändert haben, wegen Gewichtszunahme und veränderten Blutzucker- oder Cholesterinwerten in meine Beratungspraxis. Der Körper kann nun nicht mehr so gut kompensieren wie in jüngeren Jahren. Sonja hatte glücklicherweise keine Diätvergangenheit hinter sich und ist sehr offen für Veränderungen. Da sie keinesfalls Medikamente nehmen wollte, konnte sie ihr Ziel gut im Auge behalten. Sie setzt viele kleine Schritte, um nachhaltig an ihren Gewohnheiten zu arbeiten.

ROSWITHA, 48

Dies ist meine eigene Geschichte. Ich gehöre zu jener Gruppe von Frauen, die die wechselhafte Reise bis dato mit mäßig ausgeprägten Symptomen meistert. Bisher waren Stimmungsschwankungen und Schlafstörungen ein Thema, einige Zeit war ich von Morgensteifigkeit betroffen, meine Gelenke kamen erst durch Bewegung in die Gänge.

Das Thema mit dem Schlaf begann Anfang vierzig, als ich plötzlich gegen zwei Uhr morgens aufwachte und nicht mehr einschlafen konnte. Diese Phase dauerte mehrere Wochen und ich war bald völlig erschöpft. Tagsüber fühlte ich mich ausgelaugt und ich sehnte mich schon am frühen Abend ins Bett. Ab zwei Uhr morgens lag ich aber wieder wach. Wenn ich merkte, dass ich nicht mehr einschlafen konnte, war ich manchmal so aufgewühlt, dass ich das Bett verlassen musste.

Zunächst fand ich Unterstützung durch Akupunktur und Phytotherapeutika (die Anwendung von Pflanzen und Pflanzenteilen zur Therapie) und ich übte mich in geführter Meditation. Seit dieser Zeit erlebe ich abwechselnd gute Phasen und Phasen mit Schlafstörungen. Nach und nach lernte ich, die Situation zu akzeptieren, und ich suchte Wege, besser damit umzugehen. Ich besorgte mir Verdunklungsvorhänge für das Schlafzimmer und ich bemühe mich seither um eine schlaffreundliche Routine, was mir zugegebenermaßen nicht immer gelingt. Wenn ich heute mitten in der Nacht aufwache und merke, dass ich unruhig werde, stehe ich auf und mache im Wohnzimmer bei entspannter Musik Dehnungsübungen im Liegen. Diese lenken mich ab und es passiert durchaus, dass ich danach wieder ins Bett gehe und bis zum Klingeln des Weckers schlafe. An anderen Tagen gelingt es mir, entspannt zu bleiben und die Situation anzunehmen, wie sie ist. Ich vertreibe mir die Zeit mit meiner Atemübung und merke, dass ich in eine Art Meditation gelange. Ich bleibe zuversichtlich, dass ich mich in dieser Nacht erhole, selbst wenn ich wach liege. Obwohl ich nicht immer genug Schlafstunden bekomme und diese Phasen anstrengend sind, fühle ich mich den Schlafstörungen nicht mehr so ausgeliefert wie vor einigen Jahren.

Da die Schlafstörungen beim letzten Besuch bei meiner Gynäkologin gerade wieder sehr präsent waren, sprach ich mit ihr darüber und wir führten ein ausführliches Gespräch über die Wechseljahre. Wir ließen einen Hormonstatus machen und wegen meiner Prädisposition für Osteoporose ziehen wir eine Hormonersatztherapie mit bioidentischen Hormonen in Betracht. Mit all den Informationen, die ich in den letzten beiden Jahren gesammelt habe, stehe ich dieser Therapieoption nun sehr offen gegenüber.

Genau wie bei Julia sind seit Beginn der Wechseljahre auch Stimmungsschwankungen ein Thema für mich und ich setze vergleichbare Maßnahmen wie sie. Das bedeutet keinesfalls, dass ich nun immer ausgeglichen und in Balance bin, sondern dass ich die aktuelle Situation hinterfrage und eventuell handle. Was mir persönlich sehr guttut, ist eine kurze Auszeit, die ausschließlich mir gehört. Wann immer es mir möglich ist, gönne ich mir um die Mittagszeit zwanzig Minuten, in denen ich mein Handy stumm schalte und mich an einen Wohlfühlort zurückziehe. Ich schließe die Augen und genieße es, einfach nichts zu tun. Manchmal mache ich einige der Übungen aus Kapitel 6, manchmal lese ich. Nach dieser Zeit klingelt mein Handywecker und ich starte meist mit frischem Elan und guter Laune in die zweite Tageshälfte.

Mein Körper und mein Geist signalisieren mir mittlerweile sehr früh, wenn etwas aus dem Gleichgewicht gerät. Dafür bin ich dankbar, auch wenn es nicht immer leicht zu akzeptieren ist, dass ich nicht mehr so belastbar bin wie vor zehn Jahren. Im Gegenzug habe ich nun andere Qualitäten entwickelt.

Gesundheit ist für mich von großer Bedeutung und ich sehe in einigen Bereichen auch noch Raum für Verbesserungen. Es geht schließlich nicht darum, perfekt zu sein, sondern darum, gut für mich zu sorgen. Obwohl ich Bewegung liebe, braucht es manchmal Disziplin dafür, da sitzen oft gemütlicher ist. Mit meinem Wissen und dem Ziel, auch mit siebzig Jahren noch regelmäßig in die Berge wandern zu gehen, finde ich aber meist die nötige Motivation, mich aufzuraffen.

Ich hoffe, ich konnte dir einen guten Überblick über die Wechseljahre geben und dich inspirieren, sodass du dich spätestens ab jetzt gut um dich kümmerst und für dich da bist. Für mich war es eine immense Freude, dieses Buch schreiben zu dürfen. Es ist mir ein großes Anliegen, dass wir Frauen aufgeklärt, gut genährt, kraftvoll, selbstbestimmt und mit einer Prise Leichtigkeit die wechselhafte Reise meistern. Ich wünsche dir für deine wechselhafte Zeit von Herzen alles Gute!

12 DANKSAGUNG

Zum Schluss möchte ich allen danken, die mich bei der Erstellung dieses Buches unterstützt haben.

Beginnen möchte ich bei meinem Mann Bernhard. Mein Buch hat sehr viel Raum eingenommen, mehr als dir manchmal lieb war. Trotzdem hast du mich stets in meinem Tun unterstützt. Herzlichen Dank für deine Geduld, deine Ideen und auch für deine konstruktive Kritik. Es ist wunderbar, dich an meiner Seite zu haben.

Johanna und Paul – manchmal war ich mit meinen Gedanken ganz woanders und wenig greifbar. Ihr habt es mir nie übel genommen – ihr seid einfach die besten Kinder, die man sich wünschen kann.

Andrea, Angela, Flora und Marlies – ihr habt meinen ersten Entwurf gelesen. Herzlichen Dank für eure wertvolle Zeit und euer ehrliches sowie wertschätzendes Feedback. Selbiges gilt für meine Lektorin Katharina Schindl.

Viele Zeichnungen wurden von der 15-jährigen Klara angefertigt – deine ansprechenden Bilder bereichern das Buch und lockern es auf.

Besonders schön ist es, jemanden zu finden, die spontan bereit ist, ein Vorwort zu schreiben, obwohl wir uns noch gar nicht kennen. Dein Vertrauen in mein Buch hat mich tief berührt. Vielen Dank, liebe Daniela, für deine knackigen Worte und deinen inspirierenden Podcast MENOMIO.

Ein herzliches Dankeschön geht auch an Frau Cornelia Russ vom facultas Verlag, für die überaus gute und unkomplizierte Zusammenarbeit. Ich habe Sie manchmal mit meinen Ideen und Visionen regelrecht überhäuft. Sie waren stets für mich da, wenn ich etwas brauchte. Es war mir eine große Freude, mit Ihnen zusammenzuarbeiten.

Julia und Sonja – eure Geschichten sollen meine Leserinnen ermutigen, die Wechseljahre als Chance zu betrachten. Vielen Dank, dass ihr eure Erfahrungen mit uns teilt.

Und schließlich danke ich meinen Klientinnen, die ich begleiten darf und die sich mir anvertrauen. Durch euch kann ich so viel lernen und ihr macht meinen Beruf zu meiner Berufung.